어깨 통증
완치 설명서

어깨 통증
완치 설명서

지은이 | 이영석
펴낸이 | 박상란
1판 1쇄 | 2020년 2월 10일
1판 2쇄 | 2022년 3월 10일

펴낸곳 | 피톤치드
교정 | 김동화 **디자인 |** 황지은
경영 · 마케팅 | 박병기

출판등록 | 제 387-2013-000029호
등록번호 | 130-92-85998
주소 | 경기도 부천시 길주로 262 이안더클래식 133호
전화 | 070-7362-3488
팩스 | 0303-3449-0319
이메일 | phytonbook@naver.com

ISBN | 979-11-86692-42-4 (03510)

「이 도서의 국립중앙도서관 출판예정도서목록(CIP)은 서지정보유통지원시스템 홈페이지(http://seoji.nl.go.kr)와 국가자료공동목록시스템(http://www.nl.go.kr/kolisnet)에서 이용하실 수 있습니다.(CIP제어번호: CIP2019050447)」

※ 가격은 뒤표지에 있습니다.
※ 잘못된 책은 구입하신 서점에서 바꾸어 드립니다.

당신의 어깨는 건강하십니까?

무엇이든 알려주는 O.S Lee

어깨 통증 완치설명서

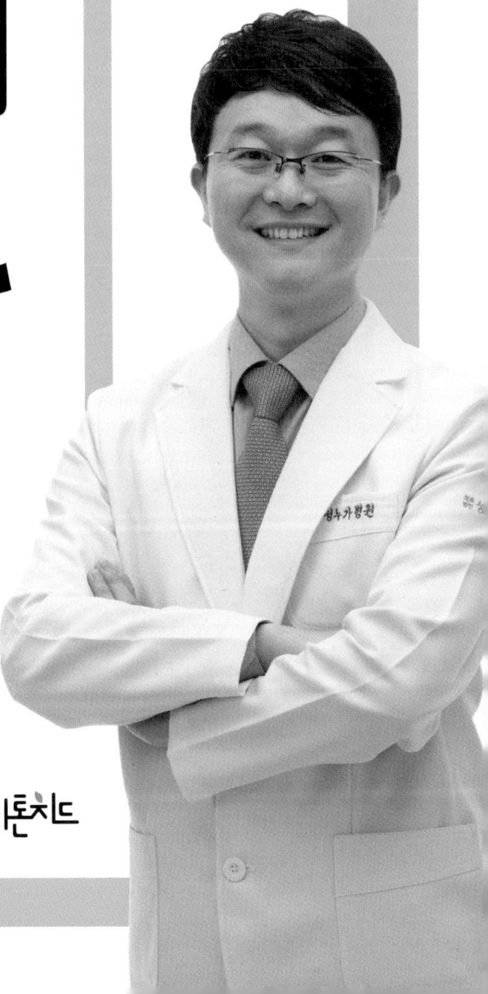

이영석 정형외과 전문의 지음

감수 **유재철** 삼성서울병원 정형외과 교수

피톤치드

추천사

건강하게 잘 살고 싶은 이들을 위한 지침서

어깨 통증은 근골격계 질환 중에서는 무려 16%가량을 차지할 정도로 높은 발병률을 자랑한다. 인류의 수명 연장과 고령화의 영향 탓으로 환자 수가 계속해서 늘어나는 추세다. 건강보험심사평가원의 통계에 따르면 2014년에 195만 명이었던 어깨 통증 환자 수가 2017년에 217만 명으로 증가했다고 한다.

어깨 통증은 양호한 경과를 가지는 경우도 있지만, 회전근개 질환과 불안정증 및 관절염의 치료가 늦어지게 되면서 만성적인 통증으로 진행되는 경우가 대부분이다. 그 이유로는 대표적으로 어깨 관절의 특성에서 찾아볼 수 있다. 무릎과 같은 하지의 경우, 아프면 보행이 힘들어지고 생활에 불편함이 생겨 바로 병원을 찾게 되지만, 어깨와 같은 상지는 체중 부하가 적고 한쪽이 기능을 적게 해도 다른 한쪽에서 기능을 대신해줄 수 있다. 이렇다 보니 어깨 통증은 발생해도 당장 생활에 큰 제약이 없어 방치하는 경우가 많다.

또한 어깨질환은 대부분 40대 이후에서 흔히 발생하게 된다. 과거에는 인간의 수명이 짧았던 탓에, 중장년층에서 흔히 발생한다고 알려진 오십견(동결견)이 발병하여도, 원래 나이가 들면서 생기는 통증이라고 생각하고 어깨가 굳어져도 그냥 지내는 경우가 대부분이었다. 그렇다 보니 어깨는 오십견 외에 다른 질병이 없다고 생각하는 사람도 많았고, 어깨 통증 치료에 대한 인식도 낮은 편이었다.

하지만 건강에 대한 관심과 중요성이 점점 높아지면서 어깨 통증 역시 치료가 필요한 질환이라는 것을 인지하기 시작했고, 최근 들어서는 병원을 찾아 치료를 시작하는 사람도 증가하고 있다. 어깨 통증은 초기에는 비교적 간단한 치료로 증상을 완화시킬 수 있지만, 방치할 경우에는 아주 큰 장애를 안고 살아가게 될 수도 있다. 그렇기 때문에 빠르고 적절한 치료가 필요한데, 어깨 질환은 대부분 '통증'이라는 비슷한 증상으로 발현되어 정확한 진단을 내리는 것이 쉽지 않다. 적재적소의 타이밍에 올바른 치료가 진행되어야 함에도 불구하고 다른 질환보다 진단과 치료가 유독 까다로운 탓에 잘못된 진단으로 제대로 된 치료를 진행하지 못해 결국 만성

통증이라는 불편함을 평생 살아가야 하는 경우도 종종 발생한다.

그런 의미에서 이영석 원장이 쓴 이 책은 어깨 통증을 겪고 있는 수많은 이들에게 올바른 어깨 통증 치료 방향을 제시할 것이라 생각한다. 어깨 통증 치료는 무엇보다 의사의 숙련도가 중요한데, 이영석 원장은 삼성서울병원에서 견관절 전임의를 수료하며 수많은 어깨 통증 케이스를 다루었다. 특히 수련 기간 내내 학구적이었고 모범을 보였으며, 다양한 임상 활동 경험을 바탕으로 계속해서 발전하며 청출어람의 본을 보였다. 이 책은 그런 그가 쌓아온 어깨 통증 환자의 치료 경험을 토대로 엮어낸 노력의 결과물이라 할 수 있다.

이 책은 어깨 통증을 겪고 있는 환자뿐 아니라 일반인들도 어깨 통증 치료에 보다 쉽게 다가갈 수 있도록 도와주고 있다. 또한 어깨 질환의 원인부터 치료법, 예방법까지 총망라되어 있어 환자들이 올바른 시각을 가지고 치료법을 선택하고 환자 스스로 운동을 통해 통증을 감소시킬 수 있는 방법을 제공한다. 모름지기 두려움이란 원인을 모를 때 더욱 커지는 법이다. 그러나 이 책에서는 통증의 원인을 정확히 짚어주고, 치료법까지 명확히 제시하고 있다. 이 책을 읽다 보면 당신도 어느새 어깨 통증을 이겨낼 수 있다는 굳건한 믿음이 생길 것이다.

더불어, 18년이라는 시간 동안 교수 생활을 해오면서 많은 이들에게 어깨 통증에 대한 나의 정확한 지식과 노하우를 전하고 싶었지만 기회가 없었다. 그런 의미에서 사랑하는 나의 제자가 책을 집필하고, 그 책에 대한 감수를 스승인 내가 진행할 수 있어서 더할 나위 없이 기쁘고 뜻깊은 시간이었다. 부디 이 책이 단순히 오래 사는 것보다, 건강하게 잘 사는 것이 필요한 100세 시대의 현대인들에게 귀중한 지침서가 되어 주길 바란다.

삼성서울병원 정형외과
유재철 교수

추천사

어깨 통증의 원인에 대한 다양한 관점을 제공

국내외에서 어깨 통증과 관련한 연구와 저술 활동이 활발하게 이루어지고 있다. 그러나 환자가 쉽게 이해할 수 있는 자료, 지식을 넓힐 수 있는 자료, 의학적으로 타당한 자료를 찾는 것이 여전히 쉽지 않다. 이영석 원장은 어깨에 대한 전문적인 지식과 의학적으로 검증된 타당한 방식으로 실제 어깨 통증 환자를 치료해온 경험을 이 책에 소개했다. 또한 환자 스스로 재활 운동을 할 수 있는 자세한 방법도 소개했다. 특히 어깨 통증의 원인에 대한 다양한 관점을 제공했고, 치료에 대한 우리의 시각을 넓혀주었다. 어깨 통증으로 고생하고 있는 많은 사람이 이 책을 주치의 삼아 건강하게 이겨낼 수 있기를 희망한다.

서울아산병원 정형외과
고경환 교수

프롤로그

어깨 통증을 알고, 나를 알면 백전백승

어깨 통증은 더 이상 특정 연령층에만 국한된 질환이 아니다. 남녀노소 누구에게나 찾아올 수 있다. 젊다고 과신해서도, 지나치게 과보호하여 어깨를 사용하지 않아서도 안 된다. 운동량이 부족한 아버지, 집안일을 하느라 무리하게 어깨를 사용하는 어머니, 직장에서 하루 종일 컴퓨터로 업무를 보는 아들, 책상에 앉아 학업에 시달리는 딸까지…. 어깨 통증은 우리 가족 모두에게 소리 소문 없이 찾아와 생활에 불편함을 준다. 이렇듯 어깨 통증은 누구에게나 쉽게 찾아볼 수 있는 현대인의 고질병이 되었다. 하지만 통증의 이유를 제대로 이해하는 사람은 많지 않다.

우리 몸은 이상이 생기면 대개 통증으로 신호를 보낸다. 일종의 '경보 장치'인 셈이다. 유난히 어깨가 무겁거나 뻐근하게 느껴진 적이 있는가? 팔을 올리기 힘들 정도로 아팠지만 곧 괜찮아진 적이 있는가? 이 모두 어깨가 당신에게 보낸 신호였을 수도 있다. 그러나 많은 사람이 시간이 흐르면 자연스럽게 좋아질 것이라 생각하고 그 신호를 대수롭지 않게 여긴다.

하지만 참는 것이 능사가 아니다. 어깨 통증을 무작정 참고 제때 치료하지 않으면 만성으로 번질 수 있다. 그렇게 되면 간단한 방법으로 충분히 치료했을 어깨 통증을 까다로운 방법으로 치료해야 한다. 그뿐만이 아니다. 치료 기간, 비용은 물론 고통도 배가 된다. 그때서야 '진작 치료를 시작할 걸' 하며 후회한들 무슨 소용 있겠는가.

"이렇게 심해질 줄 몰랐어요."

어깨 통증으로 내원한 환자들이 가장 많이 하는 말이다. 무심코 지나친 증상들이 이렇게 큰 화를 불러올 줄 몰랐다는 것이다. 많은 사람이 아프기 전까지는 어깨가 얼마나 중요한 신체 부위인지, 얼마나 많은 일을 하는지 모른다. 하지만 어깨 통증은 평온했던 일상을 180도 바꿔놓는다. 머리 빗기, 옷 입기, 밥 먹기 등 간단한 활동도 하기 힘들어지고, 매일 통증으로 고통받게 된다. 이러한 불상사를 막는 가장 좋은 방법은 더 큰 병을 부르기 전에 어깨가 보내오는 신호를 눈치채고 빠르게 대응하는 것이다.

'지피지기(知彼知己)면 백전백승(百戰百勝)'이다. 적을 알고 나를 알면, 백 번 싸워도 백 번 이긴다. 이 말은 어깨 통증에도 적용된다. 어깨 통증을 알고 나를 알면, 그 어떤 어깨 통증도 물리칠 수 있다. 가장 먼저 '지피지기' 정신을 가져야 한다. 어떠한 원인으로 어깨 통증이 생긴 것인지, 나는 어떤 잘못된 습관과 문제점을 가지고 있는지 알아야 한다.

이 책은 보다 많은 사람이 어깨 통증과의 전쟁에서 승리하길 바라는 마음으로 가장 대표적인 여섯 가지 어깨 질환의 특징과 증상, 진단, 치료 방법 그리고 환자들이 많이 물어보는 질문들을 쉽게 정리했다. 또한 언제, 어디서나 쉽게 어깨 통증을 예방할 수 있도록 각 상태에 맞는 다양한 운동법을 소개했다. 이 책이 어깨 통증으로 무수히 많은 밤을 뒤척였을 이들에게 조금이나마 도움이 되길 바란다.

이영석 원장

contents

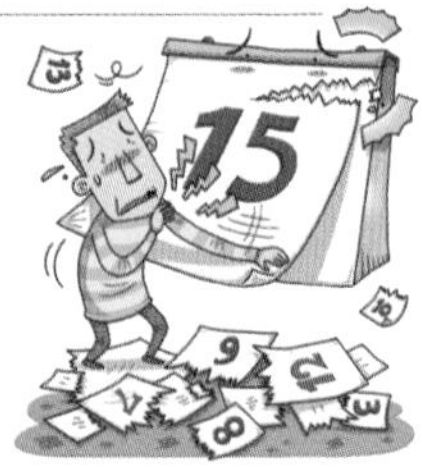

PART 2

119죠? 석회성 건염이 생겼어요!

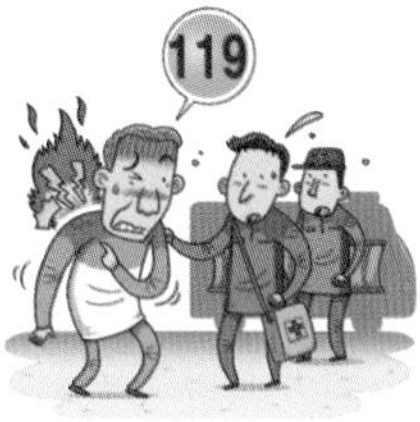

PART 3

얕보다가 큰코다치는 어깨충돌증후군

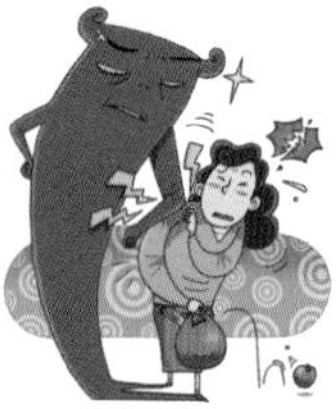

PART 4

어깨 통증, 알고 보니 회전근개 파열?

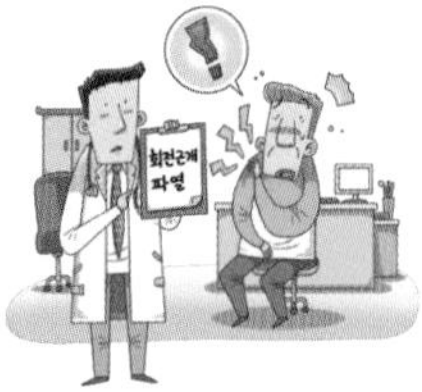

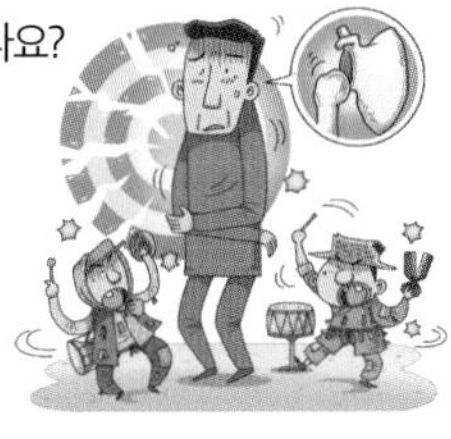

PART 6

담 걸리는 근막통증증후군, 이걸 어쩐담!

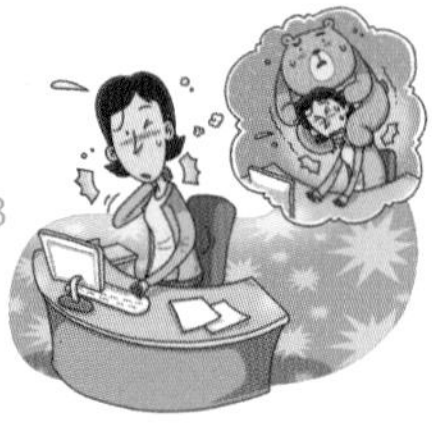

PART 7

꾸준히 한 어깨 운동, 열 치료 안 부럽다

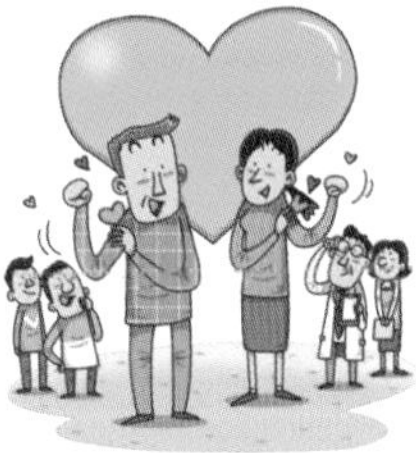

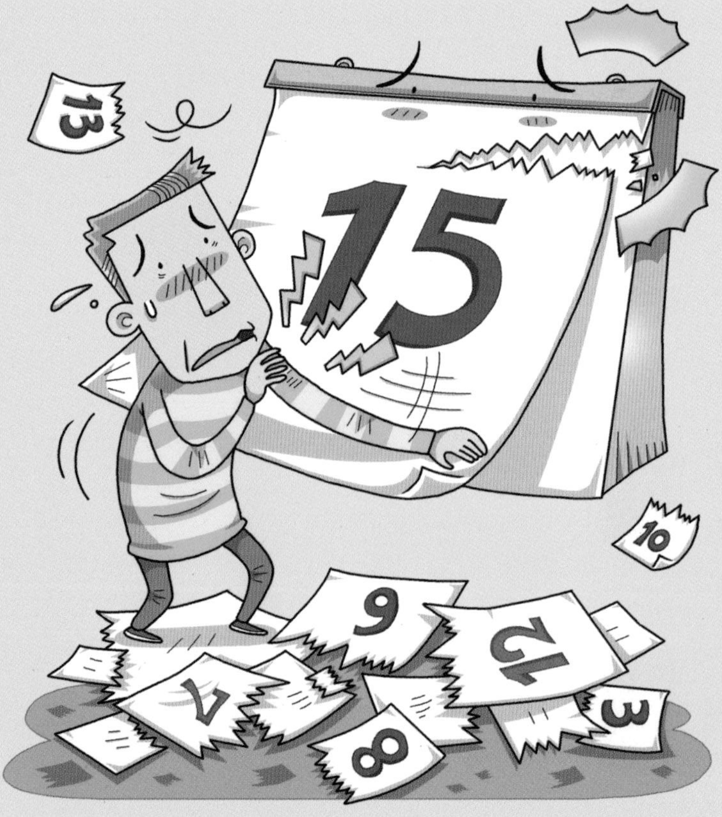

15
13
10

PART

1

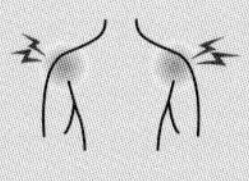

오십견,

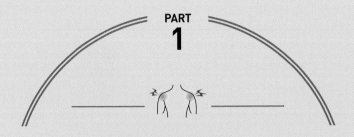

시간이 해결해주지 않는다

chapter 01

갑자기 어깨가 아픈데 오십견인가요?

어깨가 아프다고 해서 모두 오십견은 아니다. 많은 사람이 어깨 통증이 생기면 가장 먼저 오십견을 떠올린다. 주위에서 오십견으로 고생했다는 사람들의 이야기를 한두 번쯤 들어 봤기에 그렇게 생각하는 것이 아닐까 싶다. 오십견은 그만큼 우리에게 친숙하고 많이 알려진 어깨 질환 중 하나다.

오십견의 가장 큰 문제는 잘못된 정보로 치료 시기를 놓쳐 고생하는 경우가 많다는 것이다. 오늘날 우리는 웬만한 의학 정보를 인터넷 검색을 통해 쉽게 찾을 수 있다. 과잉 정보 영향 탓인지 어깨가 아프면 병원을 찾기보다 인터넷 검색을 통해 스스로 자가 진단하거나 주변 사람들의 말에 더 귀를 기울이는 사람이 많다. 매일 같이 범람하는 정보들 속에서 나에게 맞는 정보를 가려내기가 쉽지 않다 보니, 정제되지 않은 잘못된 정보들도 함께 수용하면서 피해를 보게 된다. 예컨대 오십견의 경우, 스스로 운동하면서 오십견을 치료했다는 주변 사람의 말을 듣고 '나도 그렇게 하면 좋아지겠지'라고 생각하고 병원을 늦게 찾는 사람들, 아픈 어깨는 시간이 해결해줄 것이라는 잘못된 정보에 의지하며 약으로만 버티다 뒤늦게 치료를 시작하는 사람들이 대표적이다.

보통 오십견과 같은 구조적인 문제로 인해 어깨 통증이 생겼을 때는 운동 범위 제한이 함께 발생한다. 그러나 막상 환자 본인은 자신의 팔이 잘 움직이지 않는다는 것을 쉽게 인지하지 못한다. 일단 어깨가 아프면 팔을 올리지 않게 되며, 식사를 할 때나 책상에 앉아 일할 때 등 일상적인 동작은 아파도 견딜 만하기 때문이다. 특히 팔을 들어 올릴 때 대부분 팔꿈치를 구부리면서 올리게 되는데, 그러면 팔이 다 올라가는 것처럼 느껴진다. 그렇다 보니 막상 통증이 있어도 증상이 심하지 않다고 생각해 방치하고, 상태가 점점 악화되어 증상이 심해지고 나서야 자신의 상태를 깨닫고 병원을 찾는 경우가 많다. 혼자서 정보를 찾거나 주변 사람들의 말만 듣고 시간과 건강을 허비하는 것은 좋지 않다. 어깨 통증이 발생하면 서둘러 병원에 내원하여 정확한 진단을 받고 치료받아야 한다.

오십견은 '50세 전후로 발생하는 어깨 통증'이라는 일본식

표현이다. 나이 들어서 생기는 어깨 통증이라는 의미다. 실제로 '오십견(五十肩)'이라는 병명은 없다. 오십견의 정확한 진단명은 '동결견(frozen shoulder)' 또는 '유착성 관절낭염(adhesive capsulitis)'이다. 그러나 이 책에서는 우리에게 익숙한 '오십견'이라는 용어를 사용해 설명하려 한다. '동결견'이라는 병명에서도 알 수 있듯 오십견이 오면 어깨가 굳어져 움직일 수 없게 된다. 즉 오십견은 '어깨가 아프고 움직이는 데 매우 지장이 있는 상태'라 할 수 있다.

오십견은 1934년에 코드만(Codman)이라는 학자가 처음 언급하였다. 특정 질환을 의미하는 것이 아니라, 통증 및 관절 운동 제한이 있는 경우 다른 원인을 찾지 못하는 다양한 상태를 의미한다. 이후 1945년에 네비애서(Neviaser)라는 학자가 비슷한 질환을 보인 환자에게 처음으로 '유착성 관절낭염'이라는 용어를 사용하면서 현재까지 통용되고 있다. 발병 원인은 아직까지 불확실하다.

chapter 02

밤이면 찾아오는 불청객, 오십견!

나의 증상 체크

- ☐ 낮보다 밤에 통증이 더 심해진다.
- ☐ 아픈 어깨 쪽으로 누워 자기가 힘들다.
- ☐ 머리 감기, 빗질하기가 힘들다.
- ☐ 바지 뒷주머니에 손을 넣기 어렵다.
- ☐ 약을 먹으면 잠시 호전될 뿐, 통증이 점점 더 심해진다.
- ☐ 팔을 위로, 옆으로, 뒤로 올리는 동작 모두에서 통증이 있고, 움직임의 제한이 있다.

오십견을 앓은 적이 있는 환자들은 입을 모아 “두 번 다시는 오십견에 걸리고 싶지 않다”라고 말한다. 통증도 매우 심하고, 병의 진행 기간도 길기 때문에 한 번 발병하면 수년간 고통스러운 시간을 보내야 하기 때문이다. 만약 오십견이 재발한다면, 환자는 엄청난 절망감에 사로잡혀 헤어 나오기 힘들 것이다.

초기에는 단순한 어깨 결림으로 시작되고, 시간이 지나면서 통증이 심해지며 움직이기 힘든 상태가 된다. 세수하기, 머리 감기, 머리 빗기, 옷 입고 벗기, 목욕하기 등의 단순한 일상생활도 힘들어진다. 즉 모든 어깨 운동 범위에서 제한이 발생한다.

오십견의 특징 중 하나는 어깨 통증이다. 어깨 관절이 굳어 있는 상태이기 때문에 다른 사람이 본의 아니게 실수로 아픈 팔을 건드리면 순간적으로 아주 깜짝 놀랄 정도의 통증이 발생한다. 이렇다 보니 행여나 누군가가 자신의 팔을 건드리지는 않을까 싶어 사람들이 있는 곳에 가면 조심할 수밖에 없다. 매사에 신경이 곤두서 있다 보니, 일상생활에서 스트레스를 많이 받는다.

특히 오십견은 낮보다 밤에 더 아프다. 낮에 직장에서 일할 때는 주위 사람들이 볼 때 많이 아프지 않은 것처럼 보일 수도 있다. 운동 제한이 있지만 책상에서 업무를 보는 정도는 어깨를 많이 사용하지 않아도 되기 때문이다. 그러나 밤에 집에 돌아와 잠자리에 들 때는 고통이 극심해진다. 어깨 통증으로 인해 잠에서 쉽게 깨는 것은 둘째 치고, 한 번 깨면 아파서 다시 잠들기가 힘들다. 주변 사람들에게는 마치 꾀병처럼 보여 답답한 경우가 많다.

오십견은 크게 4단계로 진행된다.

- **1단계 [통증기]** 3개월 정도 지속되며, 대개 정상적 운동이 가능하지만 야간에 통증이 심해진다. 외회전 감소가 나타난다.
- **2단계 [결빙기]** 2~9개월 정도 지속되며, 통증이 제일 심하다. 어깨 관절이 서서히 굳어간다.
- **3단계 [강직기]** 9~15개월 정도 지속되며, 통증은 1~2단계에 비해 감소하지만 팔을 드는 어깨의 운동 범위가 심하게 제한된다.
- **4단계 [용해기]** 15~12개월 정도 지속되며, 통증은 많이 줄어든다. 운동 범위를 늘리려는 운동을 할 때만 아프다. 운동 범위가 회복되기도 하고, 그대로 제한된 상태를 유지하기도 한다.

1단계는 어깨가 뭔가 이상하고 불편하다고 느끼는 시기다. 한 번씩 콕콕 쑤시는 통증과 함께 밤에 잠을 잘 때 어깨가 아프기 시작한다. 대부분 이 단계에서는 어깨가 계속 아픈 것이 아니라 어쩌다 아프고, 쉬면 좋아지는 것 같아 많은 사람이 어깨 문제가 아닌, 단순 근육 문제로 생각하고 지나치는 경우가 많다. 이 단계에서 팔을 펼치는 동작(외회전)을 할 때 통증이 발생하는 것이 특징이다.

2단계는 어깨가 가장 아픈 시기다. 관절을 둘러싸고 있는 주머니인 관절낭이 쪼그라들고 달라붙어 관절이 굳어진다. 팔을 어떻게 움직여도 아프고, 밤에는 말할 것도 없다. 머리를 빗고 옷을 입는 것조차 힘들어 일상생활에 제한이 많이 생긴다. 따라서 이 시기에 병원을 찾는 사람이 많다.

3단계는 이전 단계들보다 통증이 줄어드는 시기다. 그러나 어깨를 움직이려고 하면 이전보다 운동 범위가 심하게 제한되는 것을 느낄 수 있다. 많은 환자가 2단계에서 치료를 시작하지만 3단계에 접어들어 통증이 줄어드니 오십견이 치료되었다고 생각하고 병원을 찾지 않는다. 이런 경우에는 어깨 운동 범위 제한이 심해지기 때문에 반드시 치료를 끝까지 받는 것이 중요하다.

4단계는 통증은 거의 없지만 운동 범위가 잘 회복되는 시기다.

chapter 03

운동 범위를 보면 오십견이 보인다

오십견은 사람들에게 가장 많이 알려진 어깨 질환인 동시에 관절 질환 중에서도 발병률이 높은 편이다. 그래서인지 잘못된 속설이 많다. '치료하지 않아도 시간이 흐르면 저절로 낫는다'라는 말이 대표적이다. 그러나 이는 관련 논문을 조금만 찾아봐도 잘못된 정보라는 것을 알 수 있다.

묄렌흐라흐트(Meulengracht) 등은 발병 3년 후에도 23%의 환자에게서 통증과 운동 제한을 확인했고, 리브(Reeves) 등은 발병 4년 후에도 60%의 환자에게 증상이 남아 있었다고 보고했다. 이후 샤퍼(Shaffer) 등은 비수술적인 방법으로 오십견을 치료한 환자를 7년 동안 관찰하여 약 60%의 환자에게서 관절 기능 장애를 확인했고, 계속해서 통증, 운동 장애와 같은 후유증을 남긴다는 것을 확인했다.

오십견의 전형적인 진행 과정은 평균 30개월(12~42주)로, 통증 기간도 길고 운동 범위도 제한되기 때문에 초기에 빨리 진단받고 적절한 치료를 받지 못하면 오랜 시간 고생할 수밖에 없다. 어깨가 굳어져 팔을 위로 올리거나 뒤로 돌리는 동작이 불가능하게 되면 수술을 해야 할 수도 있다. 따라서 오십견 치료 타이밍을 놓치지 않고 제때 치료를 시작하는 것이 어깨를 지키는 가장 좋은 방법이다.

오십견 진단 중에서 가장 중요한 것이 임상적 진단이다. 오십견은 신체검사를 통해 진단할 수 있다. 능동적 검사, 즉 스스로 팔을 들어 올려도 올라가지 않을 뿐 아니라, 수동적 검사, 즉 타인에 의해 팔을 들어 올려도 올라가지 않으며, 모든 방면에서 움직임이 제한될 때 오십견으로 진단하게 된다. 따라서 오십견이 있는 환자를 치료할 때는 내원할 때마다 환자의 운동 범위를 기록하는 것이 중요하다. 진단과 함께 치료가 어느 정도 되고 있는지 잘 파악할 수 있기 때문이다.

물론 임상적 진단뿐 아니라 다른 검사도 함께 시행해야 한다. 오십견은 특별한 원인 없이도 발생할 수 있지만, 특별한 원인에 의한 이차성 오십견이 발생할 수도 있기 때문이다. 이차성 오십견은 내적 요인, 외적 요인, 전신적 요인으로 나눌 수 있다.

내적 요인으로는 회전근개 파열, 어깨충돌증후군, 석회성

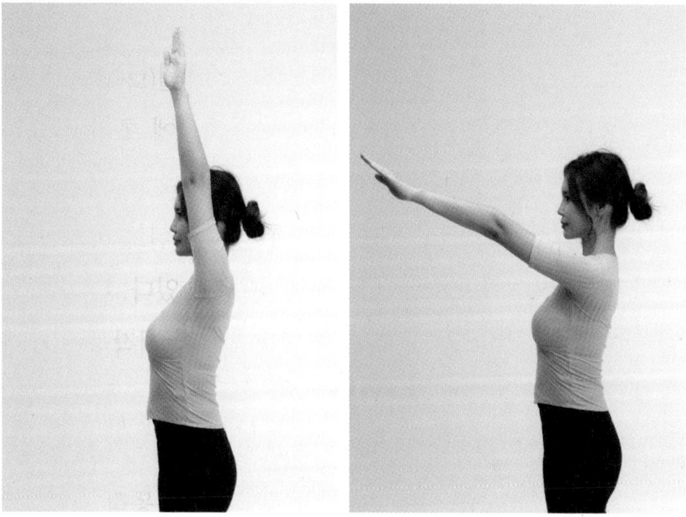

능동적 검사

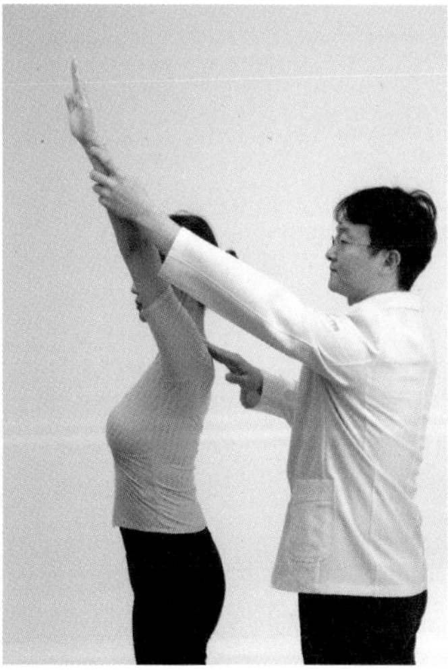

수동적 검사

건염, 퇴행성 견관절염 등이 있고, 외적 요인으로는 폐 질환, 유방 질환, 경추 디스크, 경추 척수증, 골절, 탈구 등으로 깁스를 오래한 경우가 있다. 그리고 전신적 요인으로는 당뇨병, 갑상선 기능 항진증, 갑상선 기능 저하증 등이 있다.

따라서 가상 기본적인 X-ray 검사를 통해 원인을 감별하는 것이 필요하다. 또한 초음파나 MRI 검사를 시행하여 힘줄의 상태를 파악해야 한다. 오십견이 있을 경우 보이는 소견들이 관찰되면 오십견을 진단하는 데 도움이 된다.

chapter 04

오십견 치료를 위한 세 가지 방법

필자는 세 가지 방법으로 오십견을 치료한다. 첫째는 통증 치료, 둘째는 염증 치료, 셋째는 운동 범위 회복을 위한 치료다. 특히 단계별로 증상에 대한 적절한 판단에 기초하여 치료를 시행해야 한다. 의학 서적에 나오는 내용뿐 아니라 필자 본인의 개인적인 치료 방법도 함께 소개한다.

1) 통증 치료

① 약물 치료(비스테로이드성 소염진통제 등)

가장 기본적인 치료 방법으로, 통증을 조절하는 데 도움을 준다. 그러나 대부분의 정형외과 약들이 속 쓰림, 얼굴 붓기 등의 부작용을 초래할 수 있기 때문에 전문의와 잘 상의하여 처방받는 것이 중요하다. 단, 약을 먹는 것이 오십견 회복에 큰 영향을 미치지는 못한다. 염증이니 약만 먹으면 좋아질까 싶어 임의로 판단해 약국에서 약만 사다가 먹는 환자들도 있다. 그러나 이는 질병 전체 치료 중 통증에 대한 치료일 뿐, 병의 기간을 단축하거나 운동 범위를 회복시키는 데는 아무런 도움이 되지 않는다.

② 근육신경주사

어깨 관절 주위는 4개의 회전근개 근육, 즉 극상근, 극하근, 소원근, 견갑하근에 덮여 있다. 이 중 극상근이 과긴장하면 어깨 감각을 담당하는 견갑상 신경극을 자극해 통증을 일으킨다. 또 다른 어깨 근육인 소원근이 과긴장하면 겨드랑이 안쪽을 통과하는 액와신경이 자극받아 통증을 발생시킨다. 이러한 어깨 근육의 과긴장은 주로 경추(목뼈) 주위 근육들이 과긴장하면서 어깨 근육을 다스리는 신경을 과민하게 해 발생한다.

오십견이 발생하면 단순히 어깨 관절 주위만이 아니라 목, 어깻죽지, 견갑골 등 그 주위에 있는 여러 가지 근육에도 기능적인 문제가 발생하게 된다. 따라서 오십견을 치료할 때 위 근육들도 함께 치료하는 것이 매우 중요하다. 따라서 필자는 근육신경주사를 통해 몸의 자연 치유를 증가시키고, 근본적인 해결을 돕고 있다. 근육신경주사는 스테로이드주사나 뼈주사와 달리 매일 맞아도 되는 매우 안전한 주사이며, 필자는 정형외과 의사로서 해부학적 지식을 가지고 있기 때문에 안전하게 주사를 시행할 수 있다.

③ 견갑상 신경차단술

어깨 관절의 통증을 담당하는 신경인 견갑상 신경에 주사를 놓아 통증을 줄이는 치료 방법이다.

2) 염증 치료

① 체외 충격파 치료

'체외 충격파 치료'라고 하면 무언가를 부수는 치료라고 생각하기 쉽다. 요로결석이 있는 경우에도 체외 충격파 치료를 하기 때문에 혼동할 수 있다. 그러나 정형외과에서 시행하는 체외 충격파 치료는 요로결석에서 사용하는 에너지의 10분의 1 이하를 사용하기 때문에 직접적인 물리적 파괴력은 거의 없다. 체외 충격파는 근골격계의 혈관 생성과 조직의 재생을 유도하는 치료 방법이다. 따라서 신경 손상이 없으며, 염증에도 효과적이다. 그러나 장비 성능에 따라 효과 차이가 크다. 즉 좋은 장비를 사용할수록 치료 효과가 좋다.

체외 충격파 치료 시에는 통증이 발생한다. 염증 부위를 자극하며 치료하는 방법이기 때문에 아플 수밖에 없다. 그러나 시간이 지날수록 염증 반응이 줄어들면서 통증도 줄어든다.

② 고강도 레이저 치료

일반 레이저 치료보다 강한 에너지를 발생시켜 레이저의 열에너지로 힘줄과 인대 및 연부 조직의 붓기와 염증을 감소시키면서 조직을 재생하는 치료 방법이다.

③ 관절 내 스테로이드주사 치료

앞서 소개한 방법으로 치료를 진행해도 계속해서 통증을 호소하는 환자들이 있다. 이런 경우, 심한 통증부터 먼저 누그러뜨려야 그다음 단계 치료를 진행할 수 있다. 그렇지 않으면 치료받는 환자의 고통만 커질 뿐이다. 이럴 때 쓰는 것이 바로 스테로이드주사다. 스테로이드주사는 잘 쓰면 약, 못 쓰면 독이 될 수 있다. 적절한 용량을 적절한 간격으로 사용하면 부작용이 없다. 그러나 당뇨병이 있는 환자가 스테로이드주사를 맞으면 혈당이 일시적으로 올라갈 수 있고, 폐경 이전 여성의 경우, 자궁의 부정 출혈이 발생할 수도 있다. 따라서 스테로이드주사를 맞는다면 반드시 언제 그리고 몇 번 맞았는지 잘 기억해두어야 한다. 내가 맞는 주사가 어떤 것인지도 모르고 계속 맞는다면 문제가 발생했을 때 더 큰 어려움을 겪을 수도 있다.

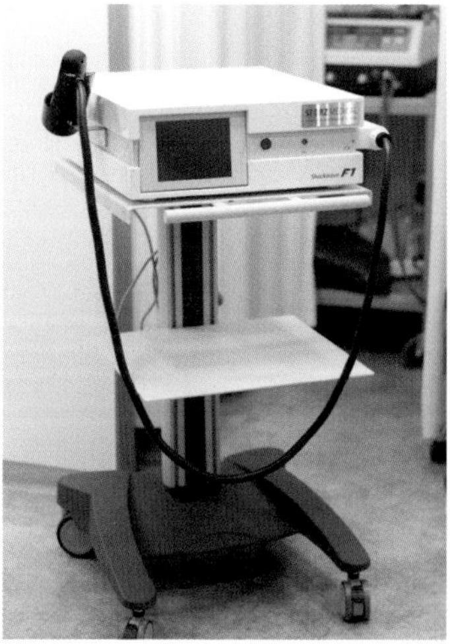

집중형 체외 충격파

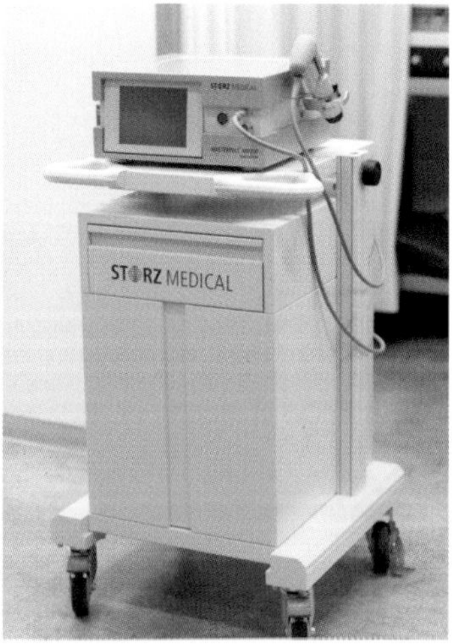

방사형 체외 충격파

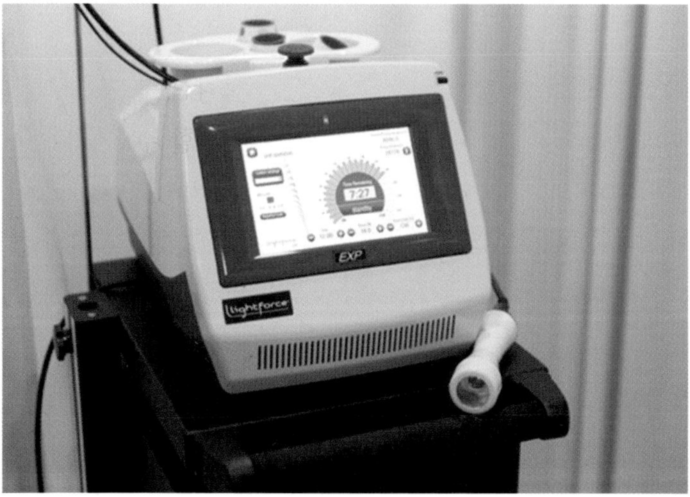

고강도 레이저

3) 운동 범위 회복을 위한 치료

① 도수 운동 치료

우리 몸의 구조적인 불균형을 손이나 기구를 이용해 치료하는 방법이다. 문제가 있는 관절과 근육을 정상화하여 자세의 불균형을 회복함으로써 몸의 문세를 해결해 몸 상태를 회복시키는 것이다. 특히 오십견은 어깨 관절을 덮고 있는 4개의 근육인 극상근, 극하근, 소원근, 견갑하근 뿐만 아니라 견갑거근, 승모근 등 목과 어깨 주위 근육들의 기능적 문제로 발생한다. 따라서 이러한 근육을 같이 이완시켜주는 것이 매우 중요하다. 또한 우리 몸은 탄력성이 있기 때문에 고무줄을 늘이듯 꾸준하게 어깨 관절낭을 이완시켜주면 운동 범위 회복에 많은 도움이 된다.

특히 운동 범위 회복을 위한 스트레칭을 혼자 할 때는 통증 탓에 몸도, 마음도 지쳐 작심삼일이 되는 경우가 많다. 그러나 병원에서 도수 운동 치료를 같이 병행하면 회복 기간이 훨씬 단축되고 마음의 힘도 얻을 수 있어 오십견 치료에 많은 도움을 받을 수 있다.

② 물리 치료

가장 기본적인 치료 방법으로, 피부를 통해 전기 자극을 하는 간섭파 전기 치료, 찜질팩, 초음파 치료가 있다. 오십견은 회전근개 뿐 아니라 주위 근육들의 긴장도 완화시키는 것이 중요하다. 많이 자극적이지 않지만 꾸준하게 하면 도움을 얻을 수 있다.

③ 자가 운동법

오십견은 하루 이틀 만에 좋아지지 않는다. 꾸준히 치료하는 것이 중요하다. 그러나 일반적으로 환자가 치료를 위해 병원을 찾는 경우는 일주일에 2~3번 정도다. 따라서 나머지 대부분의 시간은 본인 스스로 운동을 하는 것이 매우 중요하다. 우리 몸은 고무줄 같이 탄력성이 있기 때문에 꾸준하게 운동하면 조금씩 어깨 운동 범위가 늘어날 수 있다. 스트레칭을 시작으로 운동 범위가 다 회복되면 근육 운동을 해야 한다. 운동을 하기 전에는 따뜻하게 해서 근육을 풀어주는 것이 좋다. 운동 2~3시간 전에 약을 먹으면 운동 시 통증을 줄일 수 있어 도움이 된다.

4) 수술적 치료

위와 같은 방법으로 열심히 치료했음에도 통증이 지속되고 운동 범위가 회복되지 않는다면 관절경을 이용해 수술적 치료를 시행해야 한다. 관절경은 초소형 카메라와 수술 기구가 들어 있는 관을 어깨 관절에 삽입하여 치료하는 방법이다. 오십견의 경우, 관절낭 절개술을 시행한다.

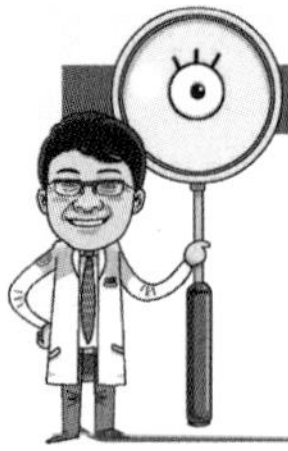

그것이 알고 싶다

오십견

Q. 잠을 이루지 못할 정도로 통증이 심하고 움직임이 둔해졌는데, 오십견일까요?

A. 어깨가 아프다고 해서 무조건 오십견은 아닙니다. 오십견인지 아닌지 구분하는 가장 좋은 방법은 어깨의 운동 범위를 확인해보는 것입니다. 어깨를 올렸을 때 어깨가 위로 올라가는지, 그렇지 않은지 확인해보기 바랍니다. 만약 스스로 그리고 타인에 의해 팔을 올렸을 때 올라가지 않는다면 오십견일 가능성이 큽니다. 오십견은 팔 통증과 함께 어깨가 올라가지 않는 증상이 있기 때문에 운동 범위 회복을 위한 재활 치료와 통증 치료를 병행해야 합니다.

Q. 머리를 감을 때 너무 아프고, 빗질을 할 때 팔이 잘 올라가지 않아요. 오십견일까요?

A. 어깨를 움직일 때 아픈 것은 여러 가지 원인이 있을 수 있습니다. 석회성 건염, 어깨충돌증후군, 오십견, 회전근개 파열 등이 원인일 수 있죠. 원인은 다양하지만 어떤 질환이든 초기에 어깨에 문제가 생기면 어깨를 움직

일 때 아프고, 밤에 더욱 심한 통증이 생기며, 아픈 쪽으로 누워서 잠을 자기가 어렵습니다. 따라서 증상만으로 정확하게 감별하기 어렵습니다.
그러나 어깨 운동 범위를 확인했을 때 능동적 검사, 즉 스스로 팔을 올렸을 때 올라가지 않을 뿐 아니라 수동적 검사, 즉 타인에 의해 팔을 들어 올렸을 때 올라가지 않는다면 오십견일 가능성이 큽니다. 따라서 정형외과에 내원하여 초음파 및 신체검사를 통해 정확하게 상태를 파악하고 치료를 시행해야 합니다.

Q. 오십견은 50대에만 생기나요?

A. 오십견이라는 말 때문에 그런 오해를 하시는 분이 많습니다. 실제 오십견을 앓고 있는 대부분의 환자는 40~60대 여성이며, 20~30%는 반대쪽 어깨에도 발생한다고 합니다. 앉아서 일하는 사람들에게 주로 발생하며 심혈관 질환, 갑상선 기능 부전, 유방암, 뇌혈관 질환, 심근경색, 당뇨 환자군의 발생 위험이 증가하고 있습니다.

Q. 오십견은 시간이 지나면 저절로 낫는다는 것이 사실인가요?

A. 그렇지 않습니다. 오십견의 진행 과정은 4단계가 있습니다. 어깨를 위로 올리면 끝에서 살짝 통증이 발생하는 1단계와 통증이 너무 심해 팔 자체를 올리는 행동이 제한되고, 밤에 통증이 악화되어 잠을 이루기가 힘든 2단계 그리고 통증은 앞선 단계들에 비해 감소하지만 팔을 드는 어깨의 운동 범위가 심하게 제한이 되는 3단계가 있습니다. 마지막 4단계는 통증은 줄어드는 대신 운동 범위가 회복되지 않는데, 많은 사람이 이 단계에서 오십견이 저절로 나았다고 착각하곤 합니다.
그러나 오십견이 2년 이상 지속되면 통증은 좋아질 수 있지만 약 50%의 환자가 운동 제한이 남는다는 연구 결과가 있습니다. 간혹 치료하지 않고 운동을 해 완치되었다고 말하는 분들도 있는데, 그런 경우는 오십견이 아닐 수 있습니다. 시간이 지나 통증이 줄어들어도 일상생활에 큰 불편함을 부르는 후유증을 남기는 질환이 오십견입니다. 따라서 방치해 평생 불편하게 살기보다는 조기에 적극적으로 치료를 진행하는 것이 바람직합니다.

Q. 당뇨병이 있으면 오십견이 잘 생기나요?

A. 맞습니다. 오십견은 전체 인구 중 2~3%, 당뇨병 환자 중에는 10~35% 발병합니다. 일반 인구의 양측성 오십견 빈도는 10%인데 비해, 인슐린 의존형 당뇨병 환자의 빈도는 40~42%, 때에 따라 77%라고 합니다. 인슐린 의존형 당뇨병은 소아기 때에도 발병할 수 있으며, 평균 50세에 자주 발병합니다. 자주 사용하지 않는 어깨에서 주로 발병하며, 같은 어깨에 다시 오십견이 생기는 일은 드뭅니다.

Q. 치료를 받아도 오십견이 호전되지 않는다면 수술을 해야 할까요?

A. 오십견의 전형적인 진행 과정은 12~42개월 정도로, 평균 30개월 정도 지속됩니다. 통증 기간도 길고, 운동 범위도 제한되기 때문에 초기에 적절한 치료를 받지 못하면 오랫동안 고생할 수밖에 없습니다. 오십견의 치료 목표는 크게 세 가지로, 통증을 완화하고, 염증을 치료하며, 운동 범위를 회복하는 것입니다. 통증 치료를 위해서는 약물 치료, 근육신경주사, 견갑상 신경차단술 등을 시행합니다. 염증 치료를 위해서는 체외 충격파 치료, 고강도 레이저 치료, 도수 운동 치료 등을 시행합니다. 이렇게 치료를 해도 운동 범위가 제한되고 통증이 있으면 관절경을 이용한 수술적 치료를 고려해야 합니다. 관절경은 초소형 카메라와 수술 기구가 들어 있는 관을 어깨 관절에 삽입하여 치료하는 방법으로, 오십견의 경우, 관절낭 절개술을 시행해야 합니다.

Q. 수술하고 바로 재활 운동을 해도 괜찮을까요?

A. '수술이 반, 재활이 반이다'라는 말이 있을 정도로 재활 운동을 잘해야만 건강한 어깨를 되찾을 수 있습니다. 하지만 너무 서두르는 것은 문제가 될 수 있습니다. 수술 전 환자 어깨 상태와 수술 방법에 따라 재활 운동을 시작할 수 있는 시기와 운동법이 다른데, 간혹 재활 운동을 서두르고 싶어 하며 초조해하는 환자가 있습니다.

오십견 혹은 어깨충돌증후군으로 수술을 한 경우에는 수술 후 1~2일부터 재활 운동을 시작합니다. 어깨 힘줄이 끊어져 회전근개 봉합 수술을 받은 경우에는 4~6주 정도 외전 보조기를 착용해야 합니다. 주치의에 따라 재활 기간은 차이가 있지만, 보통 수동적 운동을 시행한 뒤 능동적 운동을 시행하고, 이후 근력 운동을 시행해야 합니다. 그러나 종종 통증이 거의 사라졌다는 생각에 방심해 외전 보조기를 푼 채 생활하고, 한발 더 나아가 운동까지 빨리 시작해 결국 재파열되는 경우가 있습니다. 수술한 어깨를 빨리 회복하고 싶다면 조급해하지 말고, 주치의의 처방에 따라 자신의 상태에 맞는 재활 운동을 시작하는 것이 바람직합니다.

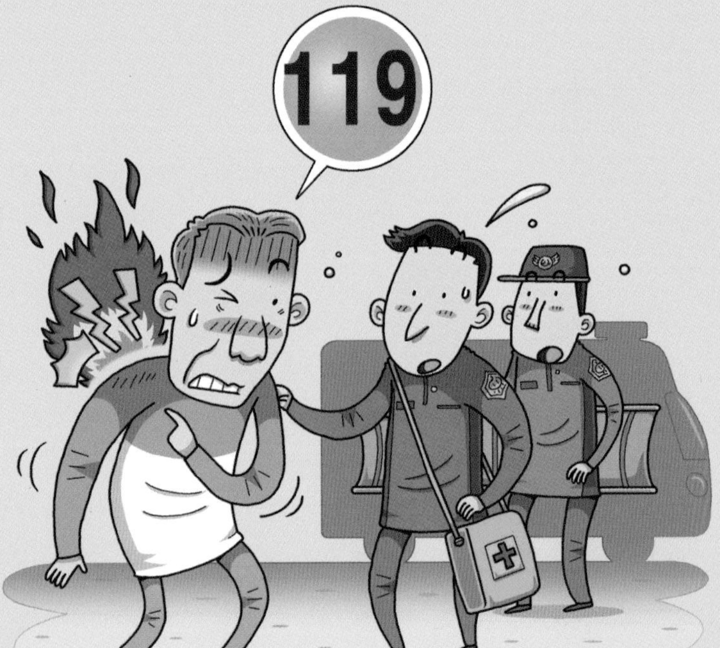
119

PART
2

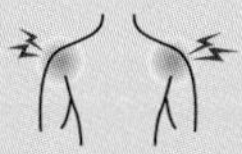

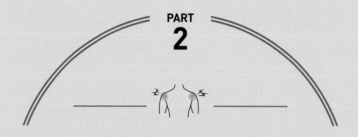

119죠? 석회성 건염이 생겼어요!

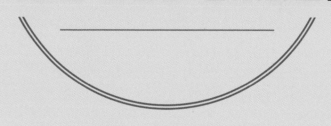

chapter 01

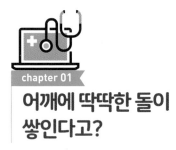

어깨에 딱딱한 돌이 쌓인다고?

서울 은평구에 거주 중인 53세 장영자(가명) 씨는 얼마 전에 극심한 통증을 경험했다. 갑자기 팔을 잘라버리고 싶을 정도의 극심한 어깨 통증이 발생한 것이다. 참다못한 장 씨는 스스로 119를 불러 병원 응급실로 실려 갔다. 장 씨의 진단명은 '석회성 건염(calcific tendinitis)'이었다. 석회 크기가 너무 커 관절과 서로 충돌을 일으키고 있는 탓에 수술밖에 방법이 없다는 의사의 말에 장 씨는 당혹감을 감추지 못했다. 수술을 하는 것이 망설여졌지만, 결국 통증을 이겨내지 못한 장 씨는 관절경을 이용한 수술을 받아야 했다. 수술 후 회복 기간은 그리 길지 않았다. 장 씨는 그날의 통증을 다시는 경험하고 싶지 않다며 혀를 내둘렀다.

어느 날 갑자기 장 씨처럼 팔이 올라가지 않고 어깨에 불이 난 것 같은 통증이 발생한다면 어떨 것 같은가. 어제까지만 해도 멀쩡하던 팔이 말을 제대로 듣지 않으면 건강을 그다지 신경 쓰지 않았던 사람도 매우 당황스럽고 걱정이 될 것이다. 실제로 극심한 통증을 견디기 힘들어 급하게 병원 응급실을 찾는 환자가 종종 있다. 이때 응급실을 찾은 환자는 자신의 어깨에 딱딱한 돌이 있다는 의사의 말에 또 한 번 당황스러운 상황을 마주하게 된다. 무리하게 활동한 적도, 특별히 다친 적도 없는데 갑자기 딱딱한 돌이 쌓여 있다고 하니 환자 입장에서는 기가 막힐 수밖에 없다.

이렇게 극심한 고통을 가져오는 어깨의 돌은 어떻게 생기는 것일까? 어깨에 생긴 돌은 어디서 날아와 박힌 것이 아니라, 어깨 힘줄 내에서 저절로 발생한다. 이를 석회성 건염이라고 한다. 어깨 관절을 둘러싸고 있는 힘줄인 회전근개 내에 칼슘염 침착으로 인해 딱딱한 돌과 같은 석회가 발생하는 질환이다. 석회성 건염은 전 세계 인구의 10% 정도 발생하며, 40~50대에 주로 발생한다. 어깨 근육 중에서도 주로 팔을 올릴 때 많이 사용하는 극상근에서 51~82% 발생하며, 극하근, 소원근, 견갑하근에도 발생할 수 있다. 주로 여성에게서 자주 발생하고, 당뇨병이 있는 경우 석회성 건염 발생에 영향을 미칠 수 있다.

chapter 02

어깨에 불이 난 것 같아요!

나의 증상 체크

- ☐ 자고 일어났더니 갑자기 팔을 들지 못할 만큼 통증이 심하다.
- ☐ 팔을 70도에서 110도 사이에서 들 때 통증이 있다.
- ☐ 어깨 앞부분에서 통증이 나타나 어깨 옆쪽으로 뻗어 간다.
- ☐ 밤에 통증이 심해진다.
- ☐ 아픈 어깨를 아래쪽에 두고 눕기 힘들다.
- ☐ 통증 때문에 잠을 이루지 못할 때가 있다.

석회성 건염은 시기에 따라 증상이 다르게 나타난다. 그중에서도 가장 대표적인 증상이 어깨에 불이 난 것처럼 아픈 것이다. 이는 힘줄 속에 들어 있는 석회가 화학 반응을 일으키면서, 석회 가루가 힘줄 밖으로 새어나오면서 화끈거리는 통증을 유발하기 때문이다. 이 때문에 갑자기 극심한 통증이 발생해 응급실을 찾는 사례가 종종 발생한다. 극심한 통증이 갑자기 발현된다고 하여 '화학적 종기'라고도 불린다.

방사선 검사에서 우연히 석회를 발견하는 환자들도 있다. 석회를 발견했지만 증상이 없기 때문에 석회성 건염 증상이 없을 수 있다고 생각할 수도 있다. 하지만 시기에 따라 증상이 아예 없거나 극심한 통증을 보이는 등 다양한 형태로 나타날 수 있다는 사실을 염두에 두어야 한다.

석회성 건염은 크게 3단계로 진행된다.

- **1단계 [형성기]** 석회 결정이 어깨 힘줄에 침착된다. 이때 석회는 분필 가루와 같은 형태를 보인다. 특별한 증상이 없거나 가끔 통증이 발생할 수 있다.
- **2단계 [휴지기]** 힘줄 내에서 특별한 반응이 없다.
- **3단계 [흡수기]** 석회 침착 주위로부터 혈관이 나타나 석회를 흡수하는 단계로, 연고나 치약 같은 묽은 형태를 보인다. 극심한 통증이 발생하며, 화학적 종기라고 불릴 만큼 통증의 강도가 가장 강하다. 팔을 거의 움직일 수 없는 상태가 되기도 한다.

1단계는 어깨에 석회가 있는지도 모르고 지낼 수 있는 단계다. 방사선 검사에서 우연히 석회를 발견할 수도 있다. 이 단계에서는 통증이 거의 없기 때문에 석회로 인한 통증이 얼마나 고통스러운지 상상하기 힘들다. 그로 인해 우연히 발견한, 증상이 없는 석회는 치료하지 않기도 한다. 하지만 추후에 증상이 점점 심해질 수 있다는 사실을 알아야 한다. 석회가 있다는 것을 알지 못한 상태에서 갑자기 어깨에 불이 난 듯한 증상이 발생한다면 바로 응급실로 갈 수밖에 없기 때문이다. 가벼운 통증이 발생했을 때 정형외과에 내원하면 석회성 건염의 존재를 알 수 있다.

2단계는 증상이 조금씩 지속되는 단계로, 어깨까지만 해도 불편감이 계속해서 남아 있다.

3단계는 극심한 통증이 발생하는 단계다. 어제까지만 해도 큰 불편감을 느끼지 못했는데, 자고 일어나니 어깨가 너무 아프고, 팔을 들 수조차 없는 통증이 발생한다. 보통 이 단계에서 응급실에 내원하는 사람이 많다. 또한 밤에 통증이 심해지며, 아픈 어깨를 아래쪽에 두고 잠을 잘 수 없다. 통증 때문에 잠을 제대로 잘 수 없어 스트레스가 증가한다. 이처럼 석회는 단계별로 서서히 흡수되기 때문에 통증이 발생했다면 자연 치유를 기대하기보다는 적극적으로 치료하는 것이 현명하다.

chapter 03

초음파로 쉽게 진단 가능한 석회성 건염

석회성 건염의 경미한 증상은 일반적인 회전근개 질환과 유사하고, 심한 통증 때문에 팔 움직임이 제한되는 것은 오십견과 유사하다. 그렇기 때문에 다른 질환과의 정확한 감별이 필요하다. 가장 기본적으로 X-ray 검사를 통해 석회를 확인할 수 있다. 또한 초음파 혹은 MRI 검사를 시행하여 힘줄의 동반 손상을 확인할 수 있다.

가장 많이 사용하는 검사는 초음파 검사로, 초음파는 실시간으로 진단이 가능하며 MRI에 비해 가격이 저렴하고, 방사선에 노출되지 않아 정형외과 진료실에서는 청진기와 같이 좋은 진단 도구로 사용되고 있다. 그러나 의사에 따라 판단 능력과 기술이 다르기 때문에 보다 전문적인 노하우를 가지고 있는 정형외과 의사에게 진단받는 것이 좋다.

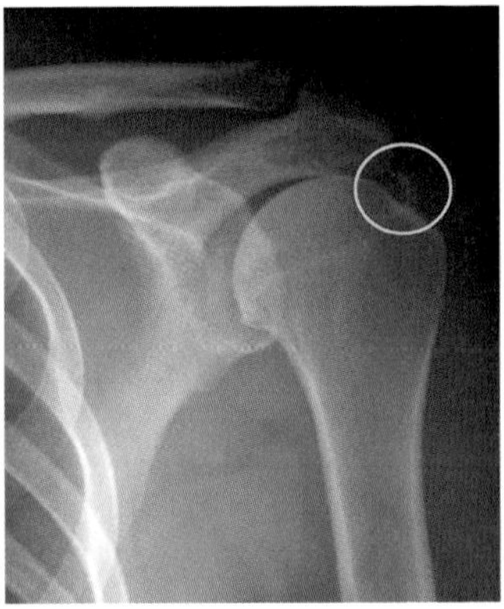
그림 1. 석회성 건염

① X-ray 검사

그림 1의 노란색 동그라미를 통해 알 수 있듯 X-ray 사진만으로도 석회의 유무와 위치, 크기 등을 대략적으로 파악할 수 있다.

② 초음파 검사

간혹 크기가 5㎜ 이하의 경우처럼 작을 때는 방사선 검사에서 정확하게 확인하기 어려운 경우가 있다. 찍는 각도에 따라 석회가 보이지 않는 경우도 있다. 이럴 경우, 초음파를 이용하면 어깨 근육인 극상근, 극하근, 견갑하근, 소원근을 직접 다 확인할 수 있어 작은 크기라도 정확하게 진단할 수 있고, 동시에 힘줄 상태를 판단할 수 있다.

그림 2와 3을 보면 알 수 있듯, 초음파 검사를 통해 석회(노란색 동그라미)를 발견할 수 있다. 그러나 그림 2와 3은 차이점이 있다. 초음파는 뼈와 같이 칼슘을 통과할 수 없다. 따라서 초음파 검사를 시행하면 석회의 형성기인지, 흡수기인지 파악할 수 있다.

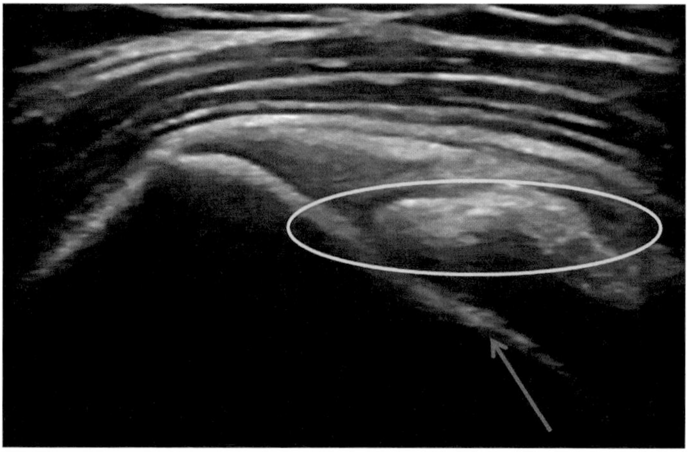

그림 2. 석회의 흡수기

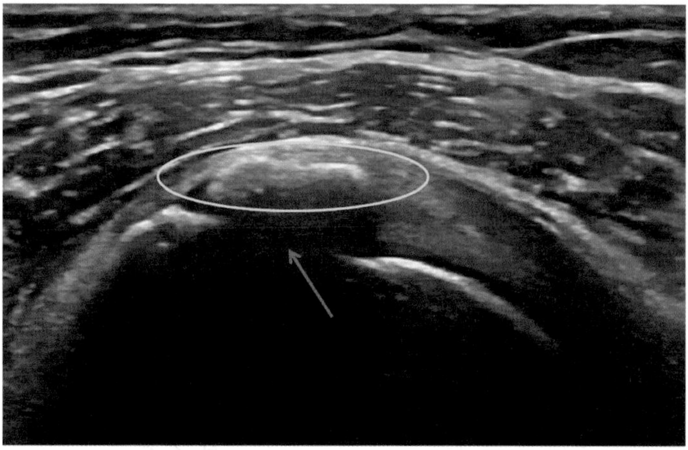

그림 3. 석회의 형성기

그림 2에서는 파란색 화살표로 표시된 곳에 뼈의 윤곽이 보이지만, 그림 3에서는 파란색 화살표로 표시된 곳에 뼈의 윤곽이 보이지 않는 후방 음영 감소가 나타난다. 따라서 그림 2는 석회가 치약처럼 물렁한 흡수기이며, 그림 3은 석회가 분필 가루처럼 하얗게 보이는 형성기다.

chapter 04

통증과 석회, 두 마리 토끼를 잡자

앞서 이야기했듯 우연히 발견된 증상이 없는 석회는 치료할 필요가 없다. 그러나 마지막 흡수기 때는 통증이 심해질 수 있으므로 통증이 발생했을 때 곧바로 정형외과에 내원하여 치료를 받는 것이 좋다.

필자는 두 가지 방법으로 석회성 건염을 치료한다. 첫째는 통증 치료, 둘째는 석회를 흡수하기 위한 치료다. 만약 석회성 건염으로 인해 오십견이 발생해 어깨 운동 범위의 제한이 발생했다면, 운동 범위 회복을 위한 치료도 함께 진행한다. 특히 단계별로 증상에 대한 적절한 판단에 기초하여 치료를 진행해야 한다.

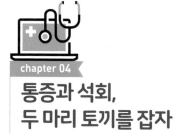

1) 통증 치료

① 약물 치료(비스테로이드성 소염진통제 등)

가장 기본적인 치료 방법으로, 통증을 조절하는 데 도움을 준다. 그러나 대부분의 정형외과 약들이 속 쓰림, 얼굴 붓기 등의 부작용을 초래할 수 있기 때문에 전문의와 잘 상의하여 처방받는 것이 중요하다. 단, 약을 먹는 것이 석회성 건염에 큰 영향을 미치지는 못한다. 염증이니 약만 먹으면 좋아질까 싶어 임의로 판단해 약국에서 약만 사다가 먹는 환자들도 있다. 그러나 이는 질병 전체 치료 중 통증에 대한 치료일 뿐, 병의 기간을 단축하거나 운동 범위를 회복시키는 데는 아무런 도움이 되지 않는다.

② 근육신경주사

어깨 관절 주위는 4개의 회전근개 근육, 즉 극상근, 극하근, 소원근, 견갑하근에 덮여 있다. 이 중 극상근이 과긴장하면 어깨 감각을 담당하는 견갑상 신경극을 자극해 통증을 일으킨다. 또 다른 어깨 근육인 소원근이 과긴장하면 겨드랑이 안쪽을 통과하는 액와신경이 자극받아 통증을 발생시킨다. 이러한 어깨 근육의 과긴장은 주로 경추(목뼈) 주위 근육들이 과긴장하면서 어깨 근육을 다스리는 신경을 과민하게 해 발생한다.

따라서 석회성 건염을 치료할 때 위 근육들도 함께 치료하는 것이 매우 중요하기 때문에 필자는 근육신경주사를 통해 몸의 자연 치유를 증가시키고, 근본적인 해결을 돕고 있다. 근육신경주사는 스테로이드주사나 뼈주사와 달리 매일 맞아도 되는 매우 안전한 주사이며, 필자는 정형외과 의사로서 해부학적 지식을 가지고 있기 때문에 안전하게 주사를 시행할 수 있다.

③ 견갑상 신경차단술

어깨 관절의 통증을 담당하는 신경인 견갑상 신경에 주사를 놓아 통증을 줄이는 치료 방법이다.

④ 관절 내 스테로이드주사 치료

석회성 건염은 흡수기가 되면 극심한 통증이 발생한다. 심할 경우, 응급실을 찾아야 할 정도로 통증의 강도가 세기 때문에 앞서 소개한 방법으로는 통증을 급격하게 호전시킬 수 없다. 이런 경우, 심한 통증부터 먼저 누그러뜨려야 그다음 단계 치료를 진행할 수 있다. 그렇지 않으면 치료받는 환자의 고통만 커질 뿐이다. 이럴 때 쓰는 것이 바로 스테로이드주사다. 스테로이드주사는 잘 쓰면 약, 못 쓰면 독이 될 수 있다. 적절한 용량을 적절한 간격으로 사용하면 부작용이 없다. 그러나 당뇨병이 있는 환자가 스테로이드주사를 맞으면 혈당이 일시적으로 올라갈 수 있고, 폐경 이전 여성의 경우,

자궁의 부정 출혈이 발생할 수도 있다. 따라서 스테로이드주사를 맞는다면 반드시 언제 그리고 몇 번 맞았는지 잘 기억해두어야 한다. 내가 맞는 주사가 어떤 것인지도 모르고 계속 맞는다면 문제가 발생했을 때 더 큰 어려움을 겪을 수도 있다.

2) 석회를 흡수하기 위한 치료

① 체외 충격파 치료

'체외 충격파 치료'라고 하면 무언가를 부수는 치료라고 생각하기 쉽다. 요로결석이 있는 경우에도 체외 충격파 치료를 하기 때문에 혼동할 수 있다. 그러나 정형외과에서 시행하는 체외 충격파 치료는 요로결석에서 사용하는 에너지의 10분의 1 이하를 사용하기 때문에 직접적인 물리적 파괴력은 거의 없다. 체외 충격파는 근골격계의 혈관 생성과 조직의 재생을 유도하는 치료 방법이다. 따라서 신경 손상이 없으며, 염증에도 효과적이다. 그러나 장비 성능에 따라 효과 차이가 크다. 즉 좋은 장비를 사용할수록 치료 효과가 좋다. 체외 충격파 치료 시에는 통증이 발생한다. 염증 부위를 자극하며 치료하는 방법이기 때문에 아플 수밖에 없다. 그러나 시간이 지날수록 염증 반응이 줄어들면서 통증도 줄어든다.

체외 충격파 치료는 수술이나 시술과 달리 별다른 준비 없이 편하게 받을 수 있다. 치료 시간도 10분 내외로 짧은 편이며, 주 2~3회 정도 치료하며 경과를 보게 된다. 필자의 경우

체외 충격파 치료를 시행한 뒤 초음파를 이용한 주사기 흡인 치료를 시행하며, 그 이후에 다시 체외 충격파 치료를 시행한다.

② 고강도 레이저 치료

일반 레이저 치료보다 강한 에너지를 발생시켜 레이저의 열에너지로 힘줄과 인대 및 연부 조직의 붓기와 염증을 감소시키면서 조직을 재생하는 치료 방법이다.

③ 초음파를 이용한 주사기 흡인 치료

체외 충격파 치료가 석회의 흡수를 돕는 환경을 만들어준다면, 초음파를 이용한 주사기 흡인 치료는 직접적으로 석회를 깨는 역할을 한다. 초음파를 보면서 주삿바늘을 이용해 석회에 구멍을 뚫어주는 시술로, 국소마취를 하여 당일에 시행할 수 있다. 소요 시간은 5~10분 정도로 짧다. 그림 4와 같이 파란색 화살표 쪽으로 주삿바늘을 석회에 통과시켜 구멍을 뚫는다. 흡수기에는 그림 5와 같이 주사기를 이용해 석회를 뽑아낼 수도 있다.

이렇게 보존적인 방법을 통해 치료하면 그림 6과 같이 방사선 검사에서 확인된 석회가 2개월 뒤 시행한 방사선 검사에서 그림 7과 같이 사라진 것을 확인할 수 있다.

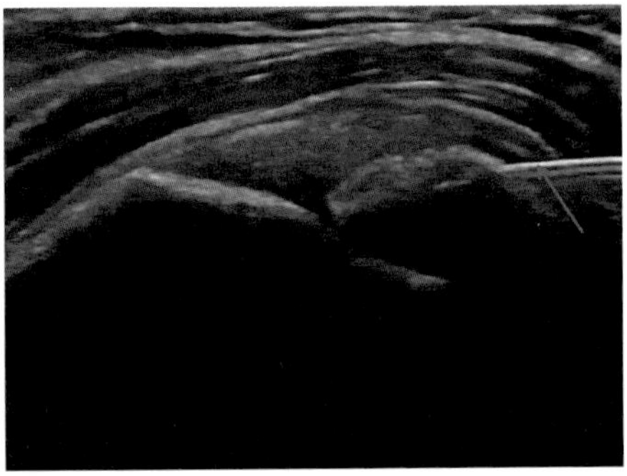

그림 4. 초음파를 이용한 주사기 흡인 치료

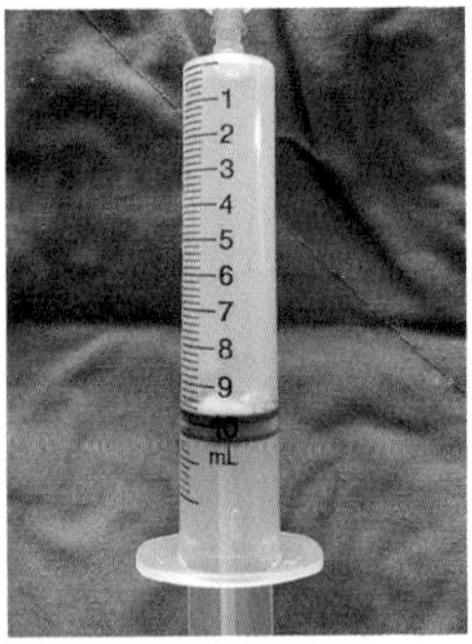

그림 5. 주사기로 흡인한 석회

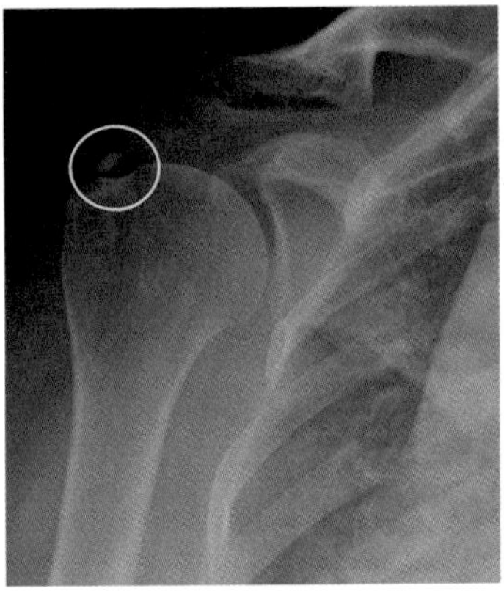

그림 6. 석회 치료 전

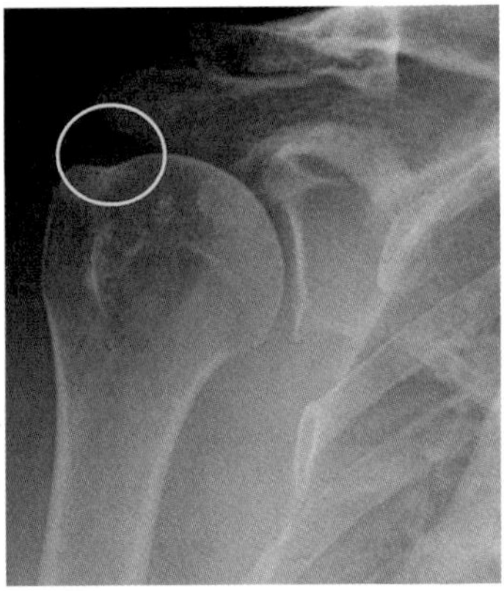

그림 7. 석회 치료 후

3) 수술적 치료

위와 같은 방법으로 열심히 치료했음에도 통증이 지속되고 운동 범위가 회복되지 않는다면 관절경을 이용해 수술적 치료를 시행해야 한다. 관절경은 초소형 카메라와 수술 기구가 들어 있는 관을 어깨 관절에 삽입하여 치료하는 방법이다. 석회성 건염의 경우, 석회를 제거하며 손상된 회전근개에 대해서는 봉합술을 시행할 수도 있다.

수술은 어깨 힘줄 속에 있는 석회를 제거해야 하기 때문에 힘줄을 조금 갈아내고 석회를 제거하게 된다. 따라서 처음부터 수술적 치료를 시행하기보다는 보존적 치료를 했음에도 석회가 남아 있거나 증상이 심한 경우 고려하는 것이 좋다.

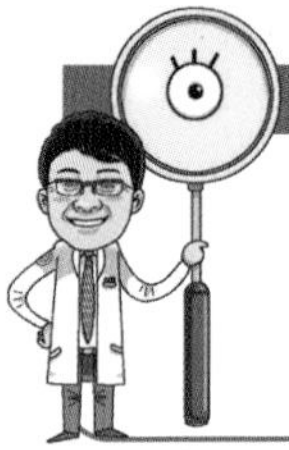

그것이 알고 싶다

석회성 건염

Q. 갑자기 어깨가 아프고 화끈거리는 느낌이 드는데, 석회성 건염인가요?

A. 석회성 건염의 주 증상은 갑자기 매우 극심한 통증이 발생한다는 것입니다. 그로 인해 팔을 거의 움직일 수 없는 상태가 되기도 합니다. 환자들이 갑자기 어깨에 불이 난 것 같다고 표현할 정도로 통증이 심해 응급실까지 가게 되는 경우가 많습니다. 대개의 통증은 어깨 관절의 앞부분에서 나타나 팔 아래로 내려가거나, 간혹 목으로도 방사통이 나타납니다. 통증은 야간에 악화되는 양상이 있습니다. 병변이 있는 쪽으로 눕기 힘들고, 통증 때문에 잠을 이루지 못하기도 합니다.

Q. 석회성 건염, 수술을 권유받았는데 해야 할까요?

A. 보존적 치료를 했음에도 통증이 지속되거나 어깨의 운동 범위 제한이 심할 때는 관절경을 이용해 석회를 제거하는 수술을 시행하면 좋은 결과를 얻을 수 있습니다. 석회성 건염 초기에는 약물 치료, 주사 치료, 체외 충격파 치료를 시행합니다. 하지만 석회가 1㎝ 이상이거나 보존적 치료를 시행했음에도 어깨 통증이 호전되지 않을 경우 그리고 계속해서 통증이 재발하는 경우에는 수술을 고려해야 합니다. 관절경을 이용해 석회를 제거하며, 석회 제거 시 손상된 회전근개에 대해서는 봉합술을 시행할 수도 있습니다.

Q. 석회성 건염은 자연 치유가 안 되나요?

A. 석회성 건염은 힘줄 조직에 칼슘 결정이 침착해 유발되는 반응성 석회화 질환입니다. 어깨 근처에서 주로 발생하고, 팔꿈치나 고관절 등 여러 관절에서 발생할 수도 있습니다. 초기에는 아무 증상이 없다가 갑작스럽게 극심한 통증이 나타나며, 주간보다는 야간에 통증의 강도가 심해지는 것이 특징입니다. 극심한 통증으로 인해 일상생활에 어려움이 발생하기 때문에 보통 자연적으로 석회가 흡수될 때까지 기다릴 수 없습니다. 그리고 크기가 커 염증이 많아지면 이차적인 오십견의 원인이 될 수도 있기 때문에 증상이 발생했을 경우, 초기에 정확한 검사를 받은 후에 치료를 받는 것이 좋습니다.

Q. 석회성 건염은 몸 안의 칼슘과 관계가 있나요?

A. 그렇지 않습니다. 석회성 건염은 손상되었던 힘줄이 회복되는 가운데 석회를 형성하고, 이후에 힘줄이 재건되는 과정을 거치면서 발생합니다. 따라서 음식 혹은 영양제를 통해 칼슘을 많이 섭취했다고 발생하지는 않습니다.

Q. 교통사고로 우연히 X-ray를 찍었는데 어깨에 석회가 있다고 합니다. 통증은 없는데 꼭 치료해야 하나요?

A. 어깨 X-ray를 찍었을 때 석회를 우연히 발견하는 경우가 많습니다. 석회가 있다고 해서 꼭 어깨 통증을 일으키는 것은 아닙니다. 어깨 통증이 석회로 인한 것인지, 아니면 다른 어깨 질환에 의한 것인지 신체검사 및 영상 검사 등을 통해 감별하여 질환에 맞는 치료를 시행해야 합니다. 따라서 석회가 있다고 해서 꼭 제거해야 하는 것은 아닙니다. 증상이 없는 석회는 경과를 관찰하며 지켜보는 것이 필요합니다.

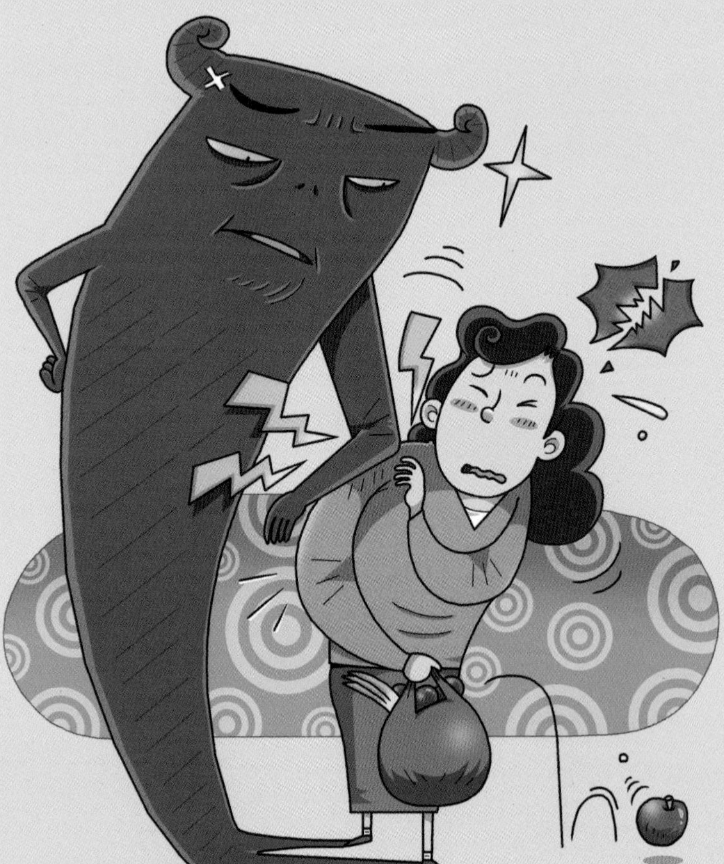

PART
3

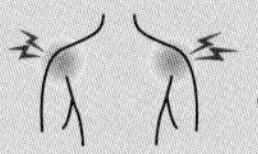

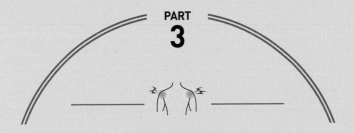

얕보다가 큰코다치는 어깨충돌증후군

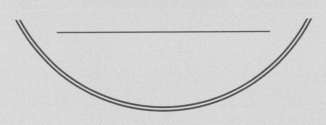

chapter 01

팔을 올리면, 마지막 끝 동작에서 아파요

필자는 어깨가 아파 내원한 환자에게는 반드시 자신의 손가락을 이용해 아픈 부분을 짚어보라고 한다. 보통 어깨가 아프면 아픈 위치가 중요한데, 대부분의 사람이 어깻죽지부터 위팔의 바깥쪽까지를 어깨라고 말하기 때문이다. 그래서 진료할 때 "아픈 부분를 짚어보세요"라고 말해 통증이 발생한 곳이 어깨인지, 어깻죽지인지 정확히 판단한다.

어깨 통증은 어깨를 움직일 때 발생하는 통증을 말한다. 어느 날 옷을 갈아입을 때, 높은 곳에 있는 물건을 꺼낼 때, 목욕하며 등 뒤를 씻을 때와 같은 상황에서 통증이나 불편감이 오는 경우다.

간혹 평소에는 괜찮지만 운동하기 전에 스트레칭할 때 '뚝'

하고 뭔가 걸리는 듯이 아프다고 이야기하는 사람이 있다. 또한 팔을 움직일 때 마지막 끝 동작에서 어깨 통증이 발생한다고 이야기하는 사람이 있다. 이런 경우는 어깨충돌증후군일 가능성이 크다.

문제는 이러한 증상이 나타나도 대수롭지 않게 생각하며 넘겨버리거나, 통증은 운동으로 풀어야 한다며 더욱더 열심히 운동하는 사람이 많다는 것이다. 어깨 통증이 어깨충돌증후군 때문에 생긴 것이 맞다면 운동으로 인해 증상이 더 심해질 수도, 힘줄이 더 손상될 수도 있다.

어깨충돌증후군은 팔을 들어 올리거나 내회전, 즉 팔을 안쪽으로 회전할 때 견봉(쇄골뼈와 위팔뼈가 만나는 부분) 혹은 오구돌기(쇄골 아래에 위치한 뼈)가 어깨 힘줄과 서로 충돌해 부딪혀 발생하는 통증 질환이다. 쉽게 말하면, 어깨를 들어 올리는 근육의 공간이 좁아져 주변 뼈나 인대가 충돌해 통증이 발생하는 것이다. 그렇다 보니 팔을 들어 올릴 때 마지막 끝 동작에서 통증이 발생하게 된다.

어깨 충돌증후근의 주된 원인은 회전근개 부분파열 및 건성 변형(tendinopathy)이다. 그 외 어깨 힘줄의 칼슘 침착, 견봉하 점액낭의 비후 등과 같이 견봉뼈 혹은 오구돌기 아래로 지나가는 구조물의 비대로 인한 내부적 원인과 견봉하 골극, 견봉 골절, 견봉 쇄골관절의 골극 등에 의한 외부적 원인으로 발생할 수 있다. 또한 어깨 충돌증후군에 의해 발생되는

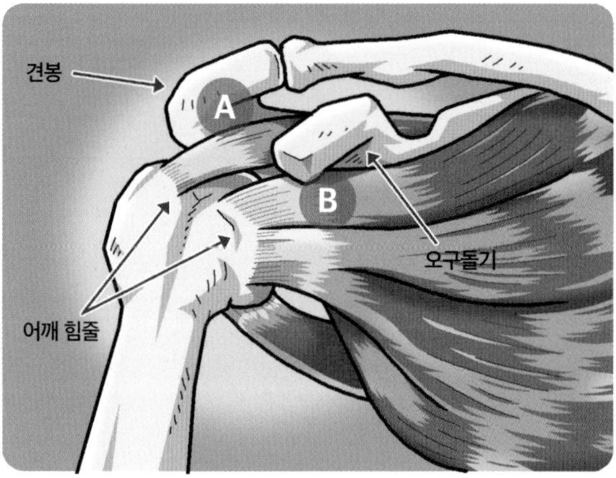

그림 1. 어깨충돌증후군 구조

이차적인 견봉하 골극 등의 변화로 인해서 회전근개에 손상을 더 유발하게 된다. 이는 더욱더 어깨 충돌을 악화시키는 요인이 될 수 있다.

어깨충돌증후군은 발생 위치에 따라 견봉하충돌증후군과 오구충돌증후군으로 나누어볼 수 있다. 그림 1을 보면, 견봉과 오구돌기 밑에 어깨 힘줄이 있다. A, B 공간이 바로 견봉하 및 오구돌기하 공간이다. 이 공간에서 마찰이 일어나면서 통증을 유발한다.

chapter 02

'딱딱' 어깨에서 나는 수상한 소리

나의 증상 체크

- ☐ 어깨를 움직일 때 아프다.
- ☐ 어깨를 움직일 때 '딱딱'거리면서 걸리는 소리가 난다.
- ☐ 가만히 있을 때는 괜찮은데 팔을 머리 위로 들어 올리면 아프다.
- ☐ 옷을 입거나 벗을 때 아프다.
- ☐ 물건을 잡으려고 손을 뻗을 때 아프다.
- ☐ 밤에 통증이 심해진다.
- ☐ 아픈 어깨를 아래쪽에 두고 눕기 힘들다.

어깨충돌증후군과 같은 대부분의 회전근개(어깨 관절 주위를 덮고 있는 4개의 근육) 질환은 40세 이후에 잘 나타나는 퇴행성 질환이다. 어깨충돌증후군 이외에도 오십견, 석회성 건염, 회전근개 파열은 각 질환별로 특징적인 증상이 있지만, 초기에는 증상이 비슷하다. 따라서 어깨 질환이 있으면 비슷한 양상의 통증이 있을 수 있기 때문에 통증만을 가지고 정확하게 진단하고 판단하는 것이 어렵다. 그러므로 40세 이상 장년층 환자가 수개월간 어깨 통증이 지속된다면 여러 질환을 생각하며 잘 감별하는 것이 중요하다.

그중에서도 어깨충돌증후군은 대개 어깨 앞쪽에서 통증이 발생해 서서히 진행된다는 특징이 있다. 밤에는 통증이 더 심해지고, 아픈 어깨를 아래쪽에 두고 눕는 것이 힘들며, 통증 때문에 잠에서 깨기도 한다. 팔을 앞쪽으로 올렸을 때 120~160도 사이에서 통증이 나타나기 때문에 일상생활을 할 때는 크게 불편하지 않을 수도 있다. 그러나 운동을 할 때나 옷을 갈아입을 때와 같이 어깨 운동 범위가 커지는 상황에서는 통증을 느낄 수 있다.

어깨충돌증후군 환자 중에 어깨를 움직일 때마다 '딱딱' 소리가 난다며 내원하는 경우가 있다. 소리가 나는 경우는 여러 부위에서 마찰되어 나지만 일반적으로 상완골 대결절 부위가 오구견봉 인대와 견봉 사이에서 마찰이 일어나면서 발생하게 된다. 이는 어깨의 회전근개가 삼각근의 거상힘에 상호적으로 작용해서 견봉 안으로 들어가지 못하고 상완골두가 견봉 주변에서 부딪쳐 생기는 소리가 많다. 문제는 소리가 나는 상태에서 운동으로 통증을 풀 수 있다는 고정관념에 사로잡혀 더욱 강도 높은 운동을 하는 경우다. 이는 매우 위험한 행동이다. 근육의 긴장을 더욱더 증가시켜 더 심한 소리가 날 수도 있고, 마찰이 심해지면서 나중에는 더 큰 통증이 발생할 수도 있다.

또한 처음부터가 아니라 어느 순간부터 소리가 난다며 내원하는 분들도 있다. 이 중에는 일자목, 거북목인 분들이 많다. 시간이 지날수록 목, 어깨 근육의 긴장도가 증가하기 때문이다.

따라서 어깨 질환이 있다면 틀어진 자세를 교정하고, 근육의 불균형을 함께 치료하는 것이 바람직하다.

chapter 03

청진기와 같은 좋은 진단 도구, 초음파

어깨충돌증후군은 보통 어깨 부위에만 통증이 있지만, 심해지면 팔이 아프고 저리며, 뒷목도 아프다 보니 목 디스크와 증상이 비슷해 오인하는 경우가 많다. 처음에는 어깨가 결리거나 쑤시는 오십견이나 가벼운 어깨 통증과 증상이 비슷하기 때문에 정확한 진단을 받는 것이 좋다.

어깨충돌증후군은 앞서 언급한 전형적인 증상과 신체검사, 영상 검사를 통해 진단을 내릴 수 있다. X-ray 검사를 통해 뼈 모양 등을 토대로 충돌이 일어났는지, 충돌이 일어날 가능성이 있는지 확인할 수 있고, 초음파 검사를 통해 인대나 근육, 힘줄 손상이 있는지 확인할 수 있다. 심한 경우에는 MRI 검사를 시행해볼 수 있다.

특히 초음파는 실시간으로 진단이 가능하며 MRI에 비해 가격이 저렴하고, 방사선에 노출되지 않아 정형외과 진료실에서는 청진기와 같이 좋은 진단 도구로 사용되고 있다. 그러나 의사에 따라 판단 능력과 기술이 다르기 때문에 보다 전문적인 노하우를 가지고 있는 정형외과 의사에게 진단받는 것이 좋다.

1) 신체검사

① 운동 범위 확인

가장 먼저 어깨 운동 범위를 확인해야 한다. 수동적 검사, 즉 타인에 의해 팔을 들어 올렸을 때 운동 범위의 제한이 없으나, 능동적 검사, 즉 스스로 팔을 들어 올렸을 때 운동 범위의 제한이 있다.

② 니어(neer) 충돌 검사

한 손으로 견갑골을 고정하고, 다른 한 손으로는 환자의 상지를 내회전시킨 상태에서 수동적으로 굴곡한다. 이때 견봉하방에서 통증이 느껴지면 양성이다.

③ 호킨스(hawkins) 검사

상지를 90도로 굴곡한 상태에서 내회전한다. 이때 통증이 느껴지면 양성이다.

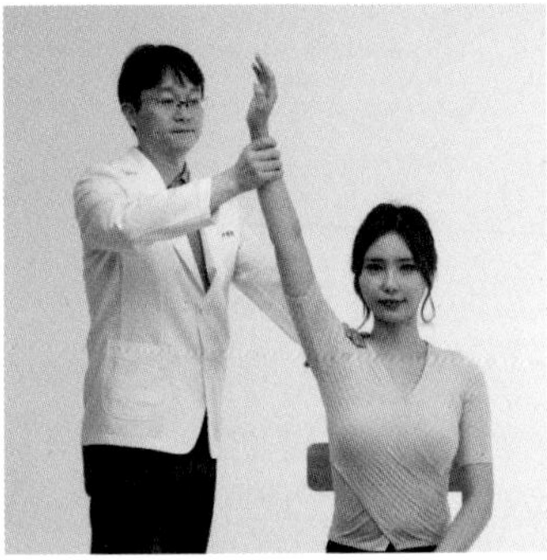

니어 충돌 검사

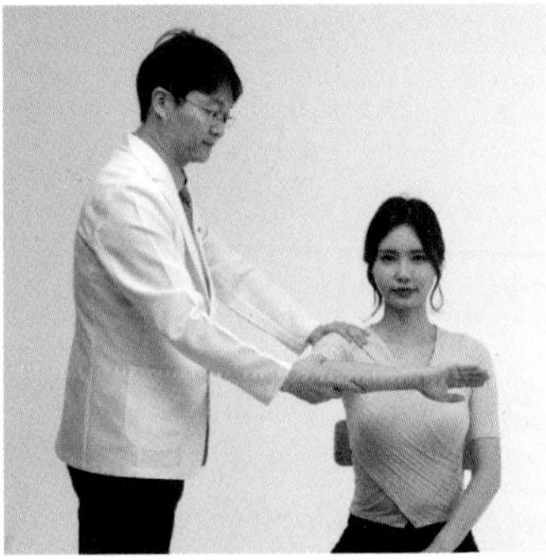

호킨스 검사

2) 영상 검사

① X-ray 검사

기본적으로 견봉의 모양과 석회, 관절염 등의 변화를 확인할 수 있다. 특히 견봉의 골극을 확인할 수 있다. 그림 2에서는 정상적인 모양의 견봉을 볼 수 있지만 그림 3에서는 견봉의 골극이 자라 울퉁불퉁한 비정상적인 모양을 띠는 것을 확인할 수 있다.

② 초음파 검사

어깨충돌증후군에서는 견봉하 점액낭에 물이 차 있는 소견을 관찰할 수 있다. 관절 주위와 같이 마찰이 잦은 곳에는 점액낭이라는 물주머니가 있다. 이는 관절이 움직일 때 마찰을 줄여주는 역할을 한다. 그런데 어깨충돌증후군이 발생하면

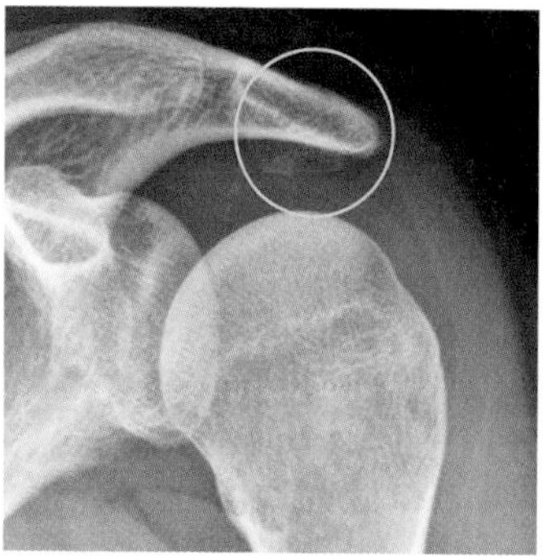

그림 2. 정상 견봉

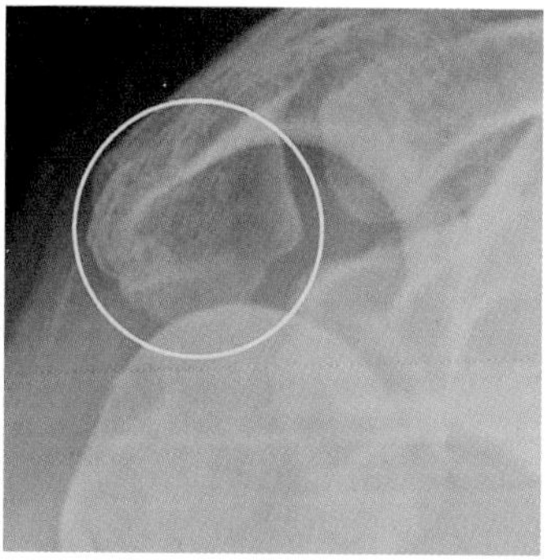

그림 3. 견봉의 골극

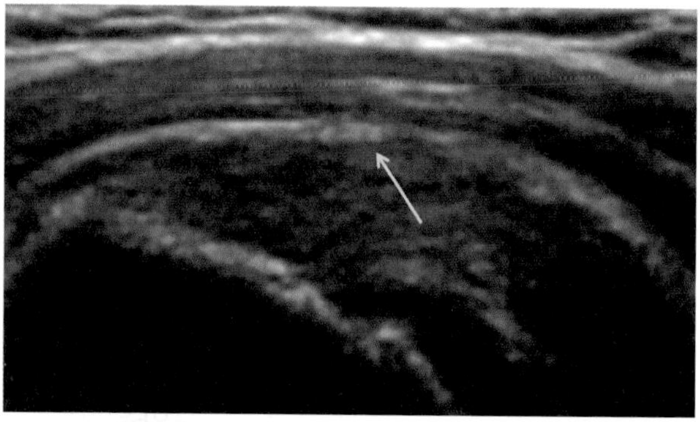

그림 4. 정상 극상건

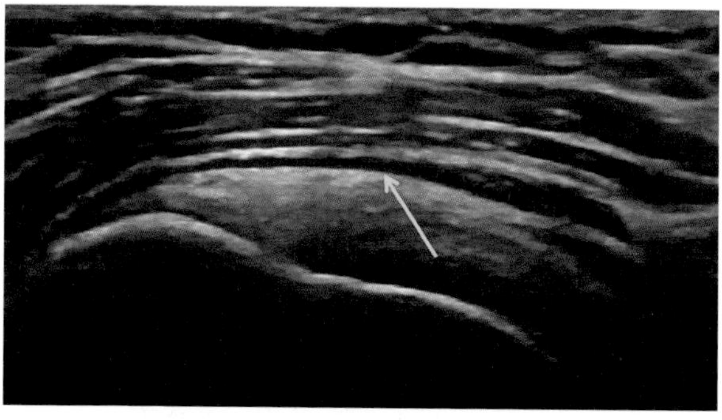

그림 5. 극상건 점액낭에 물이 차 있는 모습

마찰이 많아지게 되고, 그로 인해 점액낭에 염증이 발생하면서 물이 차는 소견을 볼 수 있다. 또한 동시에 힘줄 상태를 판단할 수 있어 회전근개 파열 여부도 진단할 수 있다.

그림 4에서 노란색 화살표가 표시된 곳에는 힘줄밖에 보이지 않지만, 그림 5에서 노란색 화살표가 표시된 곳에는 검은색 선이 있는 것을 볼 수 있다. 초음파에서는 물이 검은색으로 보이기 때문에 점액낭에 물이 차 있으면, 그림 5와 같은 초음파 소견을 볼 수 있다.

③ MRI 검사

초음파와 마찬가지로 힘줄 상태와 근육의 위축을 자세히 확인할 수 있지만, 비용이 많이 든다는 단점이 있다.

chapter 04

조기 진단과 빠른 치료가 어깨를 살린다

어깨충돌증후군은 절대 혼자 찾아오지 않는다. 그대로 방치하면 힘줄이 파열되는 회전근개 파열이나 어깨 관절염까지 함께 불러온다. 어느 질환이든 마찬가지겠지만, 어깨충돌증후군은 방치할수록 위험성이 커지는 질환이다. 조기 진단과 치료가 무엇보다 중요하다.

필자는 세 가지 방법으로 어깨충돌증후군을 치료한다. 첫째는 통증 치료, 둘째는 마찰로 인한 염증 치료, 셋째는 근육의 불균형 및 자세 회복을 위한 치료다.

1) 통증 치료

① 약물 치료(비스테로이드성 소염진통제 등)

가장 기본적인 치료 방법으로, 통증을 조절하는 데 도움을 준다. 그러나 대부분의 정형외과 약들이 속 쓰림, 얼굴 붓기 등의 부작용을 초래할 수 있기 때문에 전문의와 잘 상의하여 처방받는 것이 중요하다. 그러나 약을 먹는 것이 어깨충돌증후군 회복에 큰 영향을 미치지는 못한다. 염증이니 약만 먹으면 좋아질까 싶어 임의로 판단해 약국에서 약만 사다가 먹는 환자들도 있다. 그러나 이는 질병 전체 치료 중 통증에 대한 치료일 뿐, 병의 기간을 단축하거나 운동 범위를 회복시키는 데는 아무런 도움이 되지 않는다.

② 근육신경주사

어깨 관절 주위는 4개의 회전근개 근육, 즉 극상근, 극하근, 소원근, 견갑하근에 덮여 있다. 이 중 극상근이 과긴장하면 어깨 감각을 담당하는 견갑상 신경극을 자극해 통증을 일으킨다. 또 다른 어깨 근육인 소원근이 과긴장하면 겨드랑이 안쪽을 통과하는 액와신경이 자극받아 통증을 발생시킨다. 이러한 어깨 근육의 과긴장은 주로 경추(목뼈) 주위 근육들이 과긴장하면서 어깨 근육을 다스리는 신경을 과민하게 해 발생한다.

이처럼 어깨충돌증후군이 발생하면 단순히 어깨 관절 주위만이 아니라 목, 어깻죽지, 견갑골 등 그 주위에 있는 여러 가지 근육에도 기능적인 문제가 발생하게 된다. 따라서 어깨충돌증후군을 치료할 때 위 근육들도 함께 치료하는 것이 매우 중요하기 때문에 필자는 근육신경주사를 통해 몸의 자연 치유를 증가시키고, 근본적인 해결을 돕고 있다. 근육신경주사는 스테로이드주사나 뼈주사와 달리 매일 맞아도 되는 매우 안전한 주사이며, 필자는 정형외과 의사로서 해부학적 지식을 가지고 있기 때문에 안전하게 주사를 시행할 수 있다.

③ 견갑상 신경차단술

어깨 관절의 통증을 담당하는 신경인 견갑상 신경에 주사를 놓아 통증을 줄이는 치료 방법이다.

2) 마찰로 인한 염증 치료

① 체외 충격파 치료

'체외 충격파 치료'라고 하면 무언가를 부수는 치료라고 생각하기 쉽다. 요로결석이 있는 경우에도 체외 충격파 치료를 하기 때문에 혼동할 수 있다. 그러나 정형외과에서 시행하는 체외 충격파 치료는 요로결석에서 사용하는 에너지의 10분의 1 이하를 사용하기 때문에 직접적인 물리적 파괴력은 거의 없다. 체외 충격파는 근골격계의 혈관 생성과 조직의 재생을 유도하는 치료 방법이다. 따라서 신경 손상이 없으며,

염증에도 효과적이다. 그러나 장비 성능에 따라 효과 차이가 크다. 즉 좋은 장비를 사용할수록 치료 효과가 좋다.

체외 충격파 치료 시에는 통증이 발생한다. 염증 부위를 자극하며 치료하는 방법이기 때문에 아플 수밖에 없다. 그러나 시간이 지날수록 염증 반응이 줄어들면서 통증도 줄어든다.

체외 충격파 치료는 수술이나 시술과 달리 별다른 준비 없이 편하게 받을 수 있다. 치료 시간도 10분 내외로 짧은 편이며, 주 2~3회 정도로 치료하며 경과를 보게 된다.

② 고강도 레이저 치료

일반 레이저 치료보다 강한 에너지를 발생시켜 레이저의 열에너지로 힘줄과 인대 및 연부 조직의 붓기와 염증을 감소시키면서 조직을 재생하는 치료 방법이다.

3) 근육의 불균형 및 자세 회복을 위한 치료

해부학적 구조물은 모두 정상이지만 움직일 때 근육, 힘줄 등이 긴장되어 있거나 공간이 좁아져 있는 경우에는 그곳을 지날 때마다 뼈, 인대, 근육 등이 서로 부딪힐 가능성이 높아진다. 이러한 상태가 지속되면 어깨충돌증후군이 발생한다. 이는 기능적 문제로, 특히 일자목, 거북목인 사람은 시간이 지날수록 목, 어깨 근육의 긴장도가 증가하기 시작한다. 따라서 어깨 질환이 있다면 틀어진 자세를 교정하고, 근육의 불균형을 함께 치료하는 것이 바람직하다.

① 도수 운동 치료

우리 몸의 구조적인 불균형을 손이나 기구를 이용해 치료하는 방법이다. 문제가 있는 관절과 근육을 정상화하여 자세의 불균형을 회복함으로써 몸의 문제를 해결해 몸 상태를 회복시키는 것이다. 특히 어깨충돌증후군은 어깨 관절을 덮고 있는 4개의 근육인 극상근, 극하근, 소원근, 견갑하근 뿐만 아니라 견갑거근, 승모근 등 목과 어깨 주위 근육들의 기능적 문제로 발생한다. 따라서 이러한 근육을 같이 이완시켜 주는 것이 매우 중요하다. 또한 틀어진 자세를 교정함으로써 목에 가해지는 긴장도를 줄여줘 어깨 통증이 좋아지고, 그 상태를 지속적으로 유지하는 데 도움이 된다.

② 물리치료

가장 기본적인 치료 방법으로, 피부를 통해 전기 자극을 하는 간섭파 전기 치료, 찜질팩, 초음파 치료가 있다. 어깨 힘줄뿐만 아니라 주위 근육들의 긴장을 이완시키는 것이 중요하다. 많이 자극적이지 않지만 꾸준하게 하면 도움을 얻을 수 있다.

③ 자가 운동법

많은 환자가 어깨가 아플 때 스트레칭을 해야 하는지, 근력 운동을 해야 하는지 고민한다. 일단 통증이 발생하면 스트레칭을 기본으로 해야 한다. 그러고 나서 통증이 좋아지면 어깨 힘줄 근력 강화 운동을 하는 것이 좋다. 보통의 헬스장 기구들로 운동을 하면, 어깨 힘줄의 근력 운동이 아닌 이두박근, 삼두박근, 대흉근, 승모근 등의 근력 운동이 대부분이다. 어깨 통증이 있을 때 할 수 있는 어깨 운동법을 7파트에 사진과 함께 자세히 설명해두었으니 참고하기 바란다.

테니스, 배드민턴과 같이 어깨를 90도 이상 올렸다가 내려야 하는 운동은 어깨에 좋지 않다. 수영도 평영은 조금 할 수 있지만 자유영은 피하는 것이 좋다. 특히 한 번 어깨충돌증후군이 발생했다면, 어깨에 좋지 않은 운동은 반드시 삼가야 한다.

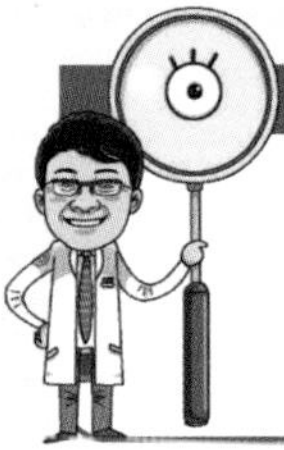

그것이 알고 싶다

어깨충돌증후군

Q. 팔을 들 때 자꾸만 아프고, 무엇인가가 걸리는 소리가 들립니다. 어깨충돌증후군인가요?

A. 손과 팔을 등 뒤로 돌릴 때 통증이 느껴지고, 휴식을 취하면 괜찮아졌다가 팔을 움직이면 다시 어깨 통증이 느껴지나요? 팔을 머리 위로 들어 올렸을 때 통증이 느껴지고, 낮보다 밤에 통증이 심하고, 팔을 움직이면 어깨에서 무언가가 걸리는 듯한 소리가 나나요? 그렇다면 어깨충돌증후군을 의심할 수 있습니다. 어깨충돌증후군이 의심될 때는 어깨를 90도 이상 움직이는 근력 운동은 자제해야 합니다. 그리고 어깨충돌증후군, 오십견, 회전근개 파열의 초기 증상이 비슷하기 때문에 소리가 나면서 통증까지 느껴진다면 반드시 정형외과에 내원하여 정확한 진단을 받고 치료를 받아야 합니다.

Q. 어깨충돌증후군은 수술해야 하나요?

A. 어깨충돌증후군은 대부분 보존적 치료로 호전이 됩니다. 약물 치료, 물리 치료, 주사 치료, 체외 충격파 치료, 도수 운동 치료 등을 시행하면서

경과를 지켜보면 됩니다. 그러나 6개월 이상 지속적으로 치료했음에도 통증이 호전되지 않고 증상이 더 심해지거나, 일상생활이 어렵다면 수술을 고려해야 합니다.

Q. 운동을 즐기는 편인데, 어깨충돌증후군을 예방할 방법이 없을까요?

A. 어깨충돌증후군은 어깨 힘줄이 좁은 공간에서 부딪히면서 발생합니다. 특히 어깨 주위의 근육 긴장은 어깨 힘줄의 공간을 더 좁히는 결과를 초래하고, 그로 인해 어깨충돌증후군이 발생할 가능성이 더 커지게 됩니다. 따라서 어깨를 90도 이상 올렸다가 내려야 하는 테니스, 배드민턴 등은 어깨에 무리가 가므로 다른 운동으로 바꾸는 것이 좋습니다. 또한 운동을 하기 전과 후에 충분히 스트레칭하여 근육을 이완시켜주어야 합니다. 평소보다 운동을 많이 한 날에는 찜질팩이나 사우나 등을 통해 충분히 근육을 풀어주는 것이 좋습니다.

Q. 어깨충돌증후군이라고 하는데, 운동을 해도 괜찮나요?

A. 어깨충돌증후군을 진단받았다면, 어깨에 무리가 가는 운동, 즉 어깨를 90도 이상 올렸다가 내려야 하는 테니스, 배드민턴, 접영, 배영 같은 운동은 피하는 것이 좋습니다. 특히 상체 운동은 어깨 근육을 긴장하게 만들고, 이는 어깨 힘줄이 있는 공간을 좁아지게 하여 힘줄이 더욱더 부딪히면서 증상이 발생할 가능성을 높입니다. 따라서 처음에는 스트레칭 위주로 운동을 하고, 이후 어깨 통증이 호전되었을 때 조금씩 근력 운동을 시행하며 경과를 지켜보는 것이 좋습니다. 만약 근력 운동을 할 때 어깨 통증이 느껴진다면 다시 스트레칭으로 돌아가야 합니다. 이 과정을 반복하며 운동하는 것이 바람직합니다.

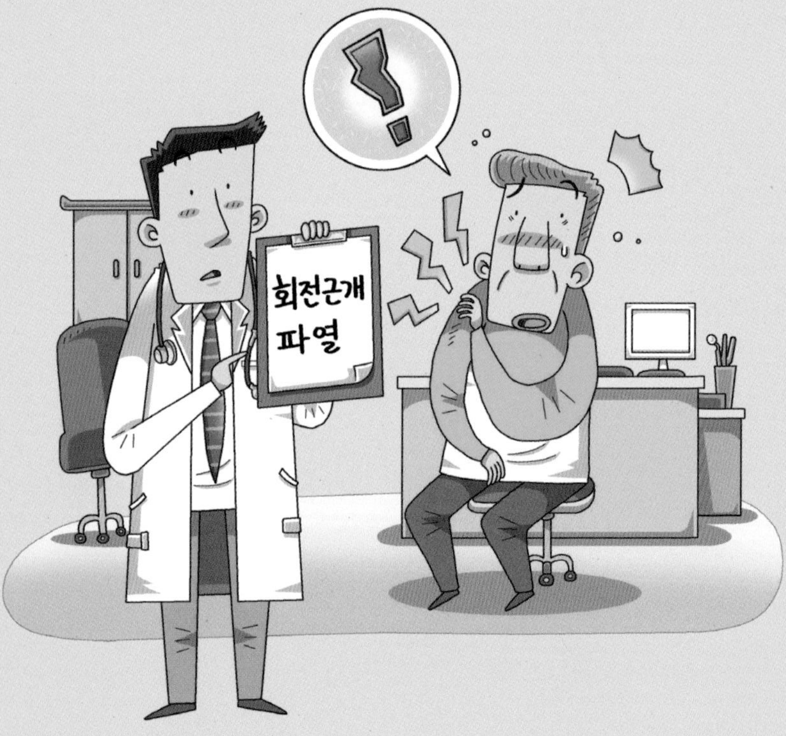
회전근개
파열

PART

4

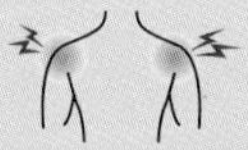

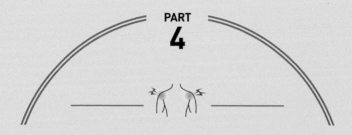

어깨 통증, 알고 보니 회전근개 파열?

chapter 01

생각보다 흔한 회전근개 파열

어깨는 우리 몸의 관절 중에서도 움직임이 가장 자유롭고 유연한 곳으로, 360도 회전이 되는 유일한 관절이다. 활동량이 많은 것에 비해 고정력이 약해 부상이나 노화에 취약하다는 단점이 있다. 이렇다 보니 어깨에는 크고 작은 다양한 질환이 발생한다. 관련된 질환만 해도 50가지가 넘는다. 그중에서도 사람들은 오십견을 가장 쉽게 떠올린다. 오십견은 우리에게 친숙한 질환이다 보니, 어깨가 아프면 당연히 오십견이라 생각하는 경우가 많다. 하지만 대부분의 어깨 통증 발병 원인은 오십견이 아닌 회전근개 파열이다.

어깨가 360도 회전이 가능할 정도로 넓은 운동 범위를 가질 수 있는 것은 회전근개라는 독특한 힘줄 덕분이다. 회전

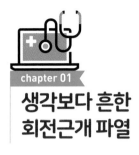

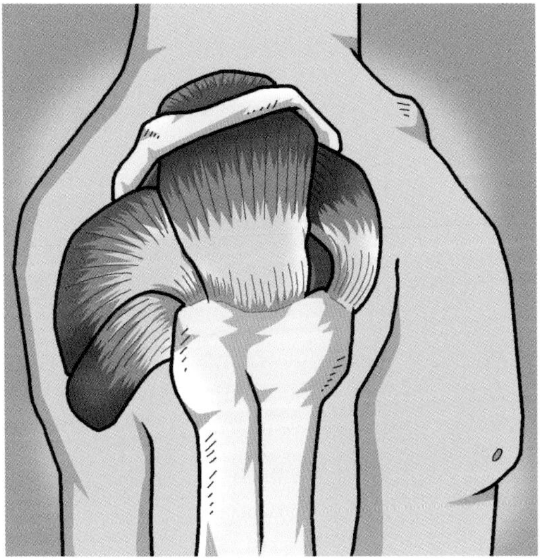

그림 1. 어깨의 회전근개

근개는 어깨 관절을 단단히 붙잡아주는 근육 다발로, 4개의 근육, 즉 극상근, 극하근, 소원근, 견갑하근으로 구성되어 있다. 회전근개는 그림 1처럼 어깨 관절을 둘러싸고 있다.

회전근개 파열은 상완골두(어깨 위팔뼈 끝부분)에 부착하는 힘줄이 어떤 원인에 의해 끊어지면서 발생하는 것이다. 힘줄의 퇴행성 변화를 포함해 과사용, 반복적 사용, 외상 등에 의해 발생한다.

건강보험심사평가원의 통계에 따르면, 회전근개 파열로 병원을 찾은 환자의 수는 2013년 50만 8,155명에서 2017년 70만 4,838명으로, 4년 동안 38.7% 증가했다. 오십견의 발병률은 약 10%에 그치지만, 회전근개 파열의 발병률은 약 30%다. 이처럼 회전근개 파열 환자는 계속해서 늘고 있다. 하지만 질환에 대한 인식은 현저히 낮은 편이다.

회전근개 파열 환자의 대부분은 통증이 발생해도 단순 근육통으로 여긴다. 특히 중장년층의 경우, 무조건 오십견일 것이라 생각하고 방치한다. 문제는 이렇게 잘못 판단하면 팔을 드는 단순한 동작조차 하지 못하게 되는 경우가 많다는 것이다.

앞서 설명했듯 회전근개 파열 이외에도 오십견, 어깨충돌증후군, 석회성 건염은 각 질환별로 특징적인 증상이 있지만, 초기에는 증상이 비슷하다. 그렇기 때문에 통증 하나만으로 정확하게 진단하고 판단하는 것이 어려울 수밖에 없다.

만약 어깨 통증이 2~4주 이상 지속된다면 혼자서 정보를 찾거나 주위 사람들의 말만 듣고 시간을 허비해서는 안 된다. 반드시 정형외과 전문의와 상의하여 정확한 진단과 함께 치료를 받아야 한다.

chapter 02

특정 동작을 할 때 특히 더 아프다

나의 증상 체크

- ☐ 팔의 옆쪽, 즉 삼각근 부위가 아프다.
- ☐ 가만히 있을 때는 괜찮은데 팔을 머리 위로 들면 아프다.
- ☐ 옷을 입거나 벗을 때 아프다.
- ☐ 물건을 잡으려고 손을 뻗을 때 아프다.
- ☐ 밤에 통증이 심해진다.
- ☐ 아픈 어깨를 아래쪽에 두고 눕기 힘들다.
- ☐ 어깨 근력이 점점 떨어지는 듯한 느낌이 든다.
- ☐ 팔을 들어 올린 채 10초 이상 유지하기가 힘들다.
- ☐ 머리를 빗는 동작이 힘들다.
- ☐ 특정 동작을 할 때 어깨에 찌릿한 통증이 있다.

회전근개 파열의 경우, 대개 통증이 삼각근(어깨 양쪽 끝에 위치한 둥그스름한 부분을 이루고 있는 근육) 위치에서 나타나기 때문에 팔이 아프다며 내원하는 분들이 많다. 그리고 견갑골(몸통 뒤쪽과 팔을 연결하는 뼈) 뒤쪽에 통증을 호소하는 분들도 있다.

밤에는 통증이 더 심해지고, 아픈 어깨를 아래쪽에 두고 자기 힘들며, 통증으로 잠에서 깨기도 한다. 팔을 앞쪽으로 올릴 때 60~120도 사이에서 통증이 나타나기도 하고, 심하면 운동이나 자세와 상관없이 지속적으로 통증이 발생하기도 한다.

만약 특정 각도에서 심하게 아프지만 팔을 더 올렸을 때 괜찮아진다면 회전근개 파열일 가능성이 크다. 회전근개 힘줄은 보통 하나가 끊어지고, 4개가 모두 끊어지는 경우는 드물다. 팔을 올릴 때 나머지 3개의 힘줄은 문제없이 잡아당겨주기 때문에 괜찮지만, 끊어진 힘줄이 가장 많은 힘을 써야 하는 특정 각도에서는 통증이 심하게 느껴진다.

이외에도 삼각근 부위에서 시작된 통증이 목을 지나 머리까지, 팔꿈치를 지나 손가락까지 방사통이 생기기도 한다. 그럴 때는 반드시 경추(목뼈) 질환과 감별이 필요하다.

chapter 03

부분 파열인지, 전층 파열인지 파악하라

회전근개는 한 번 파열되면 자연 치유가 힘들다. 방치할 경우, 끊어진 힘줄이 안쪽으로 말려들어가 손상이 더욱 심해질 수 있다. 그렇기 때문에 일단 회전근개 파열이 의심된다면 반드시 검사를 받아야 한다. 회전근개 파열을 진단할 때는 부분 파열인지, 전층 파열인지 파악하는 것이 중요하다. 파열 범위에 따라 추후 진행되는 치료 방법이 달라지기 때문이다. 진단은 앞서 언급한 전형적인 증상과 신체검사, 영상 검사를 통해 내릴 수 있다.

1) 신체검사

① 운동 범위 및 근육의 위축 확인

가장 먼저 어깨 운동 범위를 확인해야 한다. 수동적 검사, 즉 타인에 의해 팔을 들어 올렸을 때는 운동 범위의 제한이 없으나 능동적 검사, 즉 스스로 팔을 들어 올렸을 때는 운동 범위의 제한이 있다. 그리고 견갑골 뒤쪽에서 관찰 시 근육의 위축은 없는지 살피는 것도 중요하다. 파열이 오래될수록 삼각근 위축을 동반할 수 있다.

② 극상근 근력 테스트(empty can test)

어깨 관절을 90도 외전하고 앞쪽으로 30도 들어올린 뒤, 환자의 엄지가 바닥을 향하도록 어깨 관절을 내회전한 후 검사자가 팔을 아래로 누르면서 환자에게는 위로 들어 올리게 하는 검사다. 이때 환자가 통증을 호소하거나 버티지 못하고 팔을 아래로 내린다면 양성이다.

③ 견갑하근 근력 테스트(lift off test)

환자가 팔을 뒤로 돌려 손바닥이 허리춤 후방을 향하게 한 뒤 허리춤에서 멀어지게 하여 자세를 유지할 수 있는지 확인하는 검사다. 만약 손을 떼지 못한다면 양성이다.

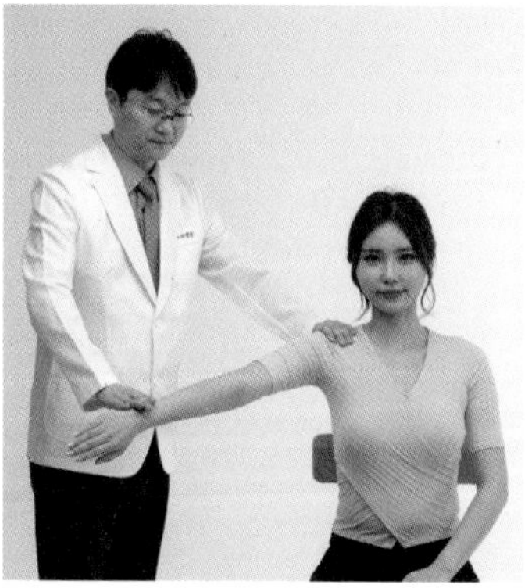

극상근 근력 테스트

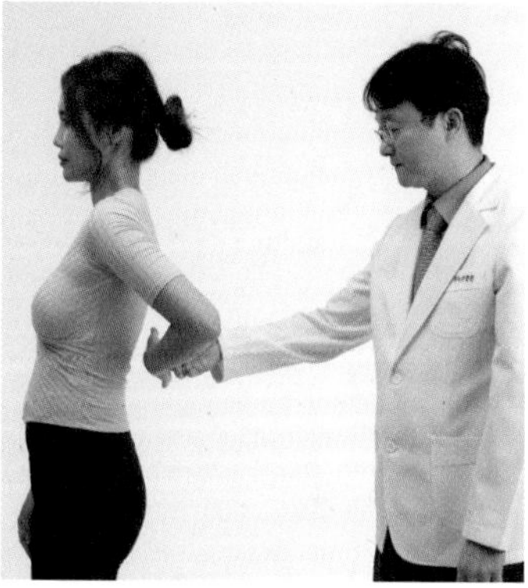

견갑하근 근력 테스트

2) 영상 검사

① X-ray 검사

기본적으로 견봉의 모양과 석회, 관절염 등의 변화를 확인할 수 있다. 우선, 견봉의 골극을 확인할 수 있다. 그림 2-1은 정상적인 모양의 견봉이지만 그림 2-2는 견봉의 골극이 자라

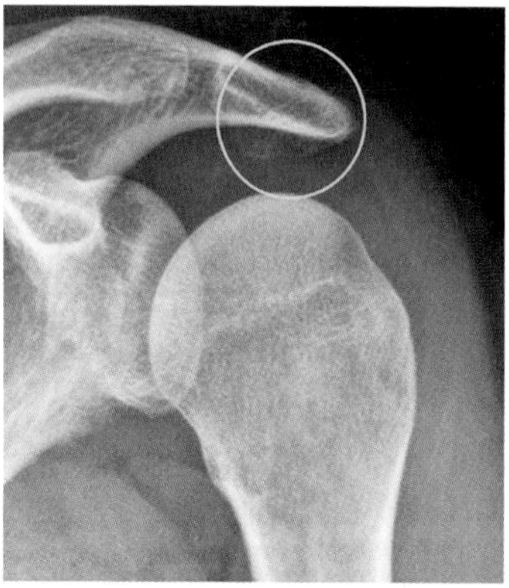

그림 2-1. 정상 견봉

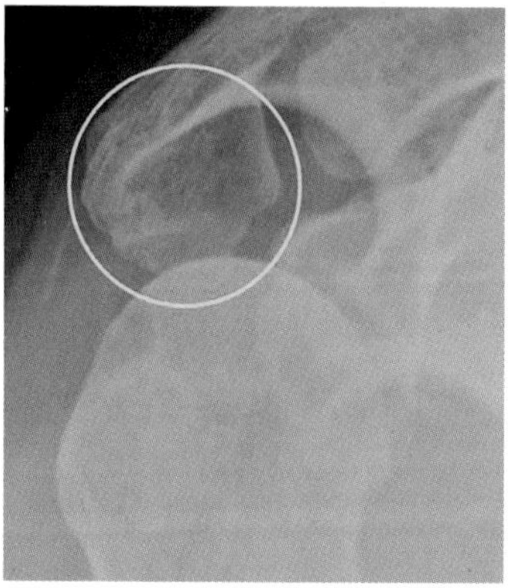

그림 2-2. 견봉의 골극

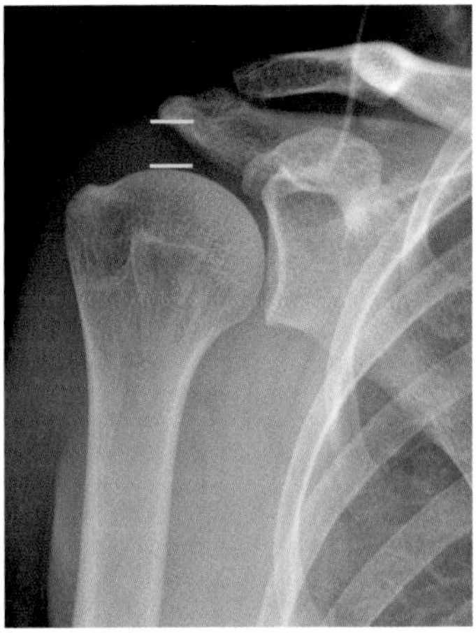

그림 3-1. 견봉과 상완골두 정상 간격

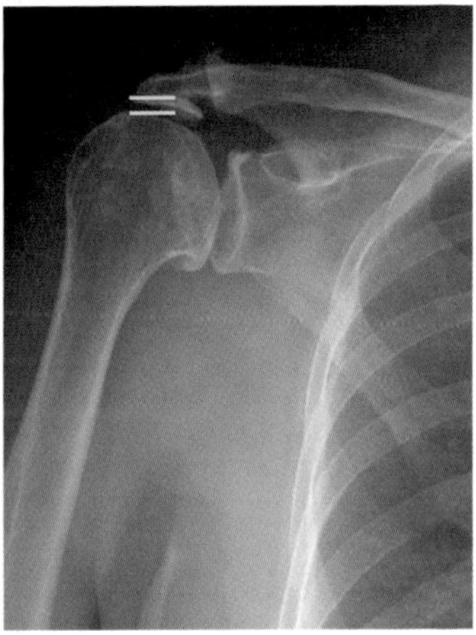

그림 3-2. 견봉과 상완골두 좁아진 간격

울퉁불퉁한 비정상적인 모양이다. 또한 파열이 진행될수록 견봉과 상완골두의 간격이 좁아지는데, 7㎜ 이하인 경우에는 광범위한 회전근개 파열을 의심할 수 있다. 그림 3-1은 견봉과 상완골두의 간격이 정상이지만, 그림 3-2에서는 간격이 좁아진 것을 관찰할 수 있다.

② 초음파 검사

가장 많이 사용하는 검사로, 실시간으로 진단이 가능하며 MRI에 비해 가격이 저렴하고, 방사선에 노출되지 않아 정형외과 진료실에서는 청진기와 같이 좋은 진단 도구로 사용되고 있다. 그러나 의사에 따라 판단 능력과 기술이 다르기 때문에 보다 전문적인 노하우를 가지고 있는 정형외과 의사에게 진단받는 것이 좋다.

초음파 검사는 회전근개 파열 진단에 있어 90% 이상의 정확도가 있다. 그러나 수술이 필요한 경우에는 근육 위축까지 볼 수 없기 때문에 수술적 치료를 시행할 경우에는 MRI를 함께 시행해야 한다. 회전근개 파열은 깊이, 크기, 범위, 장소에 따라 여러 가지로 분류할 수 있다. 그러나 대부분 깊이에 따라 부분 파열과 전층 파열로 분류한다.

- **부분 파열**(partial thickness tear)

회전근개의 부분적인 파열이 있으나 일부 연결이 남아 있어 어깨 관절강과 견봉하 공간의 분리가 유지되는 상태다.

- **전층 파열**(full thickness tear)

회전근개 모든 층에서 파열이 발생하여 어깨 관절강과 견봉하 공간이 서로 통하는 상태다. 전층 파열은 파열된 크기를 기준으로 1㎝ 미만인 경우 소 파열(small tear), 1~3㎝ 사이를 중 파열(medium tear), 3~5㎝ 사이를 대 파열(large tear), 5㎝ 이상을 광범위 파열(massive tea)로 분류한다.

그림 4는 정상 극상근 소견으로, 노란색 별 모양을 보면 새 부리 모양의 힘줄이 균질한 모습이다. 그림 5는 부분 파열로, 노란색 화살표를 보면 새 부리 모양이 유지되지 못하고 푹

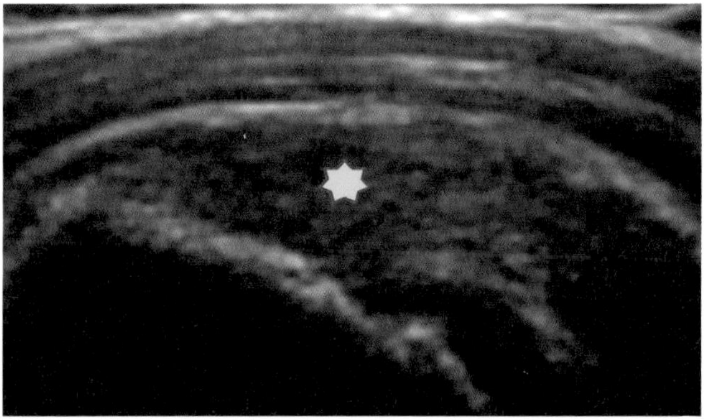

그림 4. 정상 극상건

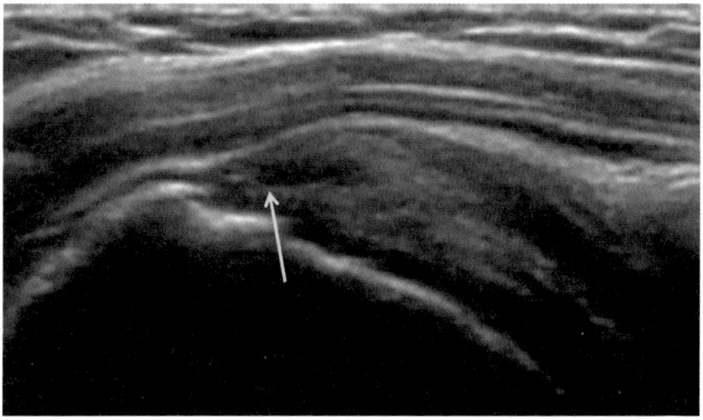

그림 5. 극상건 부분 파열

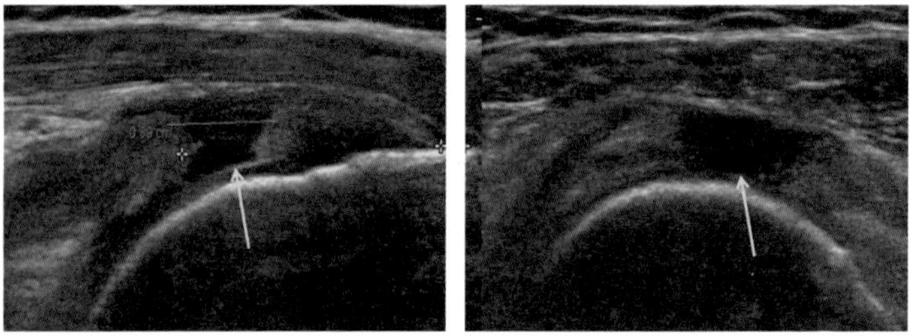

그림 6. 극상건 전층 파열

꺼져 있다. 그림 6은 전층 파열로, 검게 보이는 부분에 파열이 있다. 전층에서 완전히 끊어진 모습이다.

③ MRI 검사

초음파와 마찬가지로 힘줄 상태와 근육의 위축을 자세히 확인할 수 있지만, 비용이 많이 든다는 단점이 있다. 그러나 수술을 시행할 경우에는 반드시 MRI 검사를 해 근육의 위축 정도를 파악해야 한다. 근 위축이 심하면 수술할 때 근육이 잘 당겨지지 않아 힘줄을 봉합해도 완전하게 힘줄 부착부에 고정할 수 없기 때문이다. 이러한 것을 예측하고 환자에게 예후 등을 자세히 설명해주기 위해서도 반드시 MRI 검사가 필요하다.

그림 7은 정상 극상근 소견이다. 그림 8에서는 그림 7과 다

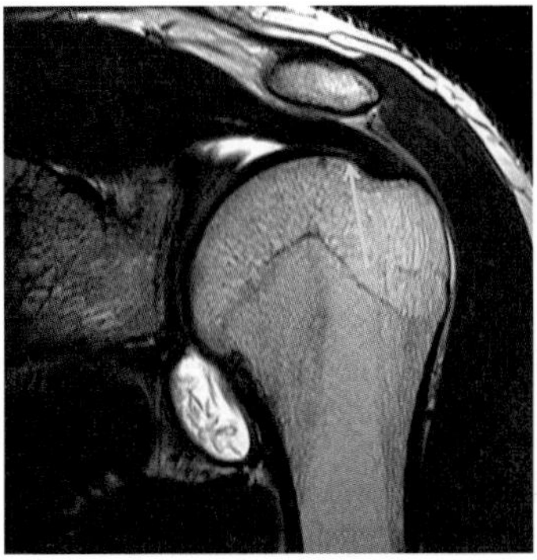

그림 7. 정상 극상건

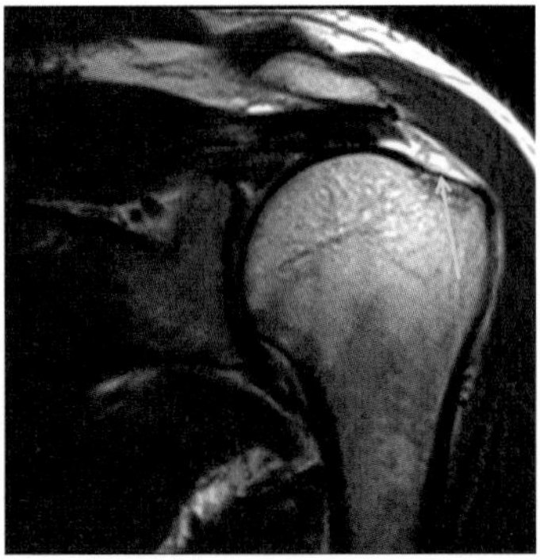

그림 8. 극상건 전층 파열

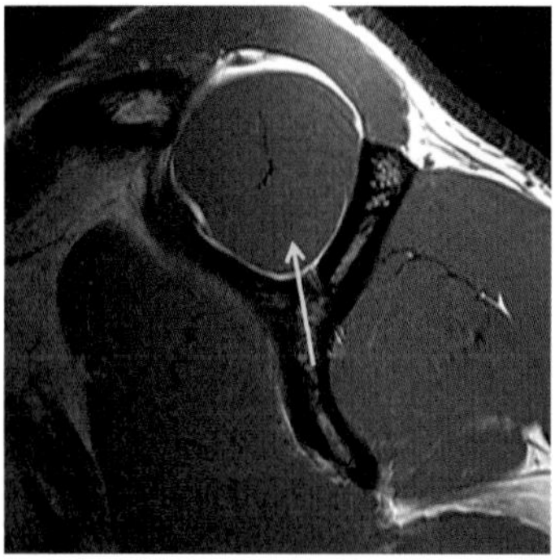

그림 9-1. 정상 극상근

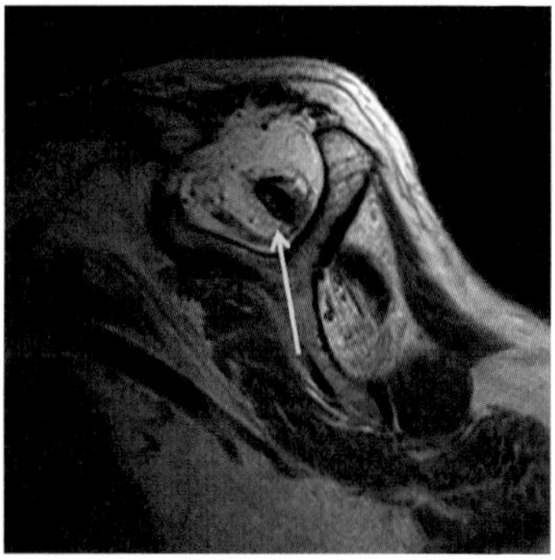

그림 9-2. 위축된 극상근

르게 연속성이 사라진 전층 파열을 확인할 수 있다. 그림 9-1에서는 정상 극상근의 근육을 볼 수 있지만, 그림 9-2에서는 근육이 위축되고 지방 변성이 생기면서 검은색 근육이 줄어들고 하얀색 지방 변성이 더 커진 것을 볼 수 있다.

chapter 04

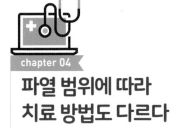

파열 범위에 따라 치료 방법도 다르다

회전근개 파열은 부분 파열과 전층 파열에 따라 치료 방법이 달라진다. 부분 파열은 보존적 치료를, 전층 파열은 수술적 치료를 시행한다. 관련 논문에 따르면 부분 파열인 경우, 증상이 발생한 환자에서는 40%가 완전 파열로 진행했다. 부분 파열은 파열이 서서히 진행하는 사람과 좀 더 빨리 진행하는 사람으로 나누는 것이 필요하며, 1년에 1~2mm 정도씩 파열이 진행하는 사람에 한해서는 지속적인 관찰과 보존적인 방법을 시행해 볼 수 있다. 따라서 부분 파열인 경우, 지속적으로 관리해주고, 내원하여 상태를 파악하는 것이 매우 중요하다.

1) 보존적 치료

① 약물 치료(비스테로이드성 소염진통제 등)

가장 기본적인 치료 방법으로, 통증을 조절하는 데 도움을 준다. 그러나 대부분의 정형외과 약들이 속 쓰림, 얼굴 붓기 등의 부작용을 초래할 수 있기 때문에 전문의와 잘 상의하여 처방받는 것이 중요하다.

② 근육신경주사

어깨 관절 주위는 4개의 회전근개 근육, 즉 극상근, 극하근, 소원근, 견갑하근에 덮여 있다. 이 중 극상근이 과긴장하면 어깨 감각을 담당하는 견갑상 신경극을 자극해 통증을 일으킨다. 또 다른 어깨 근육인 소원근이 과긴장하면 겨드랑이 안쪽을 통과하는 액와신경이 자극받아 통증을 발생시킨다. 이러한 어깨 근육의 과긴장은 주로 경추(목뼈) 주위 근육들이 과긴장하면서 어깨 근육을 다스리는 신경을 과민하게 해 발생한다.

이처럼 회전근개 파열이 발생하면 단순히 어깨 관절 주위만이 아니라 목, 어깻죽지, 견갑골 등 그 주위에 있는 여러 가지 근육에도 기능적인 문제가 발생하게 된다. 따라서 회전근개 파열을 치료할 때 위 근육들도 함께 치료하는 것이 매우 중요하기 때문에 필자는 근육신경주사를 통해 몸의 자연 치유를 증가시키고, 근본적인 해결을 돕고 있다. 근육신경주사는 스테로이드주사나 뼈주사와 달리 매일 맞아도 되는 매우 안전한 주사이며, 필자는 정형외과 의사로서 해부학적 지식을 가지고 있기 때문에 안전하게 주사를 시행할 수 있다.

③ 체외 충격파 치료

'체외 충격파 치료'라고 하면 무언가를 부수는 치료라고 생각하기 쉽다. 요로결석이 있는 경우에도 체외 충격파 치료를 하기 때문에 혼동할 수 있다. 그러나 정형외과에서 시행하는 체외 충격파 치료는 요로결석에서 사용하는 에너지의 10분의 1 이하를 사용하기 때문에 직접적인 물리적 파괴력은 거의 없다. 체외 충격파는 근골격계의 혈관 생성과 조직의 재생을 유도하는 치료 방법이다. 따라서 신경 손상이 없으며, 염증에도 효과적이다. 그러나 장비 성능에 따라 효과 차이가 크다. 즉 좋은 장비를 사용할수록 치료 효과가 좋다.

체외 충격파 치료 시에는 통증이 발생한다. 염증 부위를 자극하며 치료하는 방법이기 때문에 아플 수밖에 없다. 그러나 시간이 지날수록 염증 반응이 줄어들면서 통증도 줄어든다.

체외 충격파 치료는 수술이나 시술과 달리 별다른 준비 없이 편하게 받을 수 있다. 치료 시간도 10분 내외로 짧은 편이며, 주 2~3회 정도 치료하며 경과를 보게 된다.

④ 고강도 레이저 치료

일반 레이저 치료보다 강한 에너지를 발생시켜 레이저의 열에너지로 힘줄과 인대 및 연부 조직의 붓기와 염증을 감소시키면서 조직을 재생하는 치료 방법이다.

⑤ 증식 치료

손상된 힘줄에 포도당 등을 주사하여 조직에 염증을 유발시키고, 재생을 유도하는 세포들을 자극함으로써 손상된 조직을 재생시키고 강화하는 치료 방법이다.

⑥ 도수 운동 치료

우리 몸의 구조적인 불균형을 손이나 기구를 이용해 치료하는 방법이다. 문제가 있는 관절과 근육을 정상화하여 자세의 불균형을 회복함으로써 몸의 문제를 해결해 몸 상태를 회복시키는 것이다. 특히 회전근개 파열은 어깨 관절을 덮고 있는 4개의 근육인 극상근, 극하근, 소원근, 견갑하근 뿐만 아니라 견갑거근, 승모근 등 목과 어깨 주위 근육들의 기능적 문제로 발생한다. 따라서 이러한 근육을 같이 이완시켜 주는 것이 매우 중요하다. 또한 틀어진 자세를 교정함으로써 목에 가해지는 긴장도가 줄여줘 어깨 통증이 좋아지고, 그 상태를 지속적으로 유지하는 데 도움이 된다.

⑦ 자가 운동법

회전근개는 4개의 근육으로 이루어져 있다. 앞서 소개한 치료 방법을 통해 통증이 호전된 이후에는 회전근개 근력을 강화하는 운동이 매우 중요하다. 7파트에 근력 강화 운동법을 사진과 함께 자세히 설명해두었으니 참고하기 바란다.

2) 수술적 치료

어깨 힘줄이 전층 파열되었지만, 아직 크기가 작고, 증상이 없다면 어떻게 해야 할까? 힘줄이 전층으로 파열되면 1년에 약 4㎜씩 파열 크기가 커진다는 보고가 있다. 정확하게 몇 ㎜ 커진다고 말할 수 없지만, 한 번 파열된 힘줄은 절대 되돌아오지 않는다. 그러나 현재 증상이 없고, 크기가 소 파열로, 1㎝ 미만인 경우에는 보존적 치료를 하며 경과를 지켜봐야 한다. 6개월에 한 번씩 초음파 검사를 시행해 파열 크기가 커졌는지 확인하도록 한다. 만약 파열 크기가 점점 커지고 증상이 발생한다면 수술적 치료를 시행해야 한다.

그렇다면 1~3㎝의 중 파열일 경우에는 어떻게 해야 할까? 증상이 있다면 당연히 수술을 해야 한다. 의사마다 의견 차이가 있을 수 있지만 증상이 없더라도 파열 크기 때문에 수술적 치료를 고려해야 할 때도 있다. 어깨 힘줄을 봉합하는 것은 파열된 힘줄을 당겨 상완골두(어깨 위팔뼈 끝부분) 부착부에 고정하는 것이다. 만약 파열 크기가 점점 커지면, 힘줄을

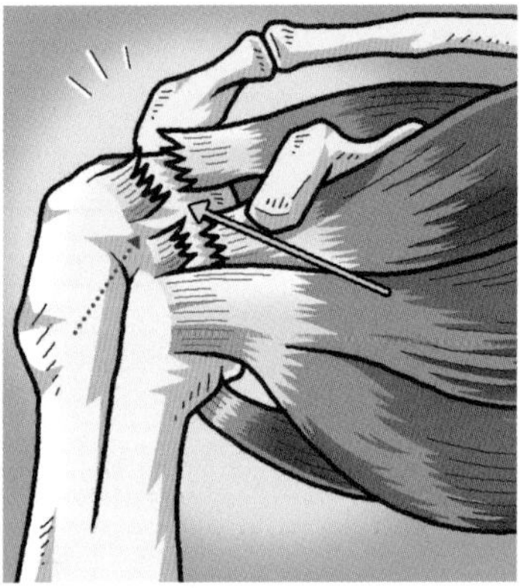

그림 10. 수술 전 회전근개 파열 상태

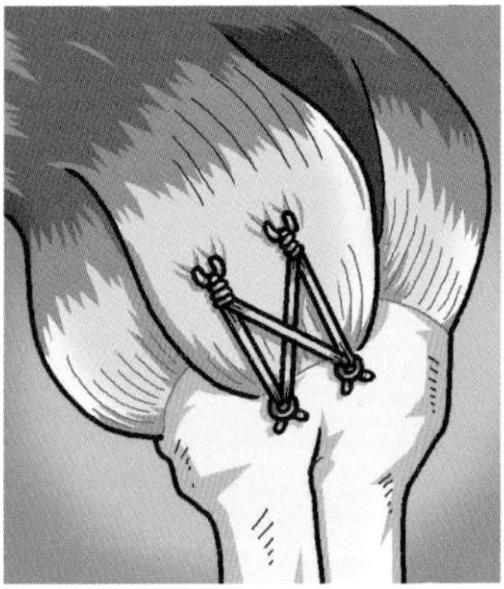

그림 11. 회전근개 봉합술 수술 후 상태

봉합할 때 당길 수 있는 거리가 한계가 있고, 원래 부착부에 고정할 수 없다. 이렇게 수술하면 수술 예후에 영향을 미칠 수밖에 없다.

그림 10을 보자. 노란색 화살표로 표시한 부분이 힘줄 파열이 있는 곳이며, 남색 점선으로 표시한 부분이 원래 힘줄이 있어야 하는 부위다. 그림 11과 같이 파열된 힘줄을 당겨 원래 힘줄이 부착된 노란색 화살표 부위에 고정하는 것이 바로 회전근개 봉합술이다.

회전근개 파열이 전층 파열인 경우, 파열 크기는 시간이 지날수록 반드시 커지기 때문에 증상, 파열 크기, 연령 등에 따라 적절한 수술 시기를 선택하는 것이 매우 중요하다.

그렇다면 75세 이상 고령자가 어깨 힘줄의 전층 파열이 있고 광범위하게 파열되었다면 어떻게 해야 할까? 고령에, 힘

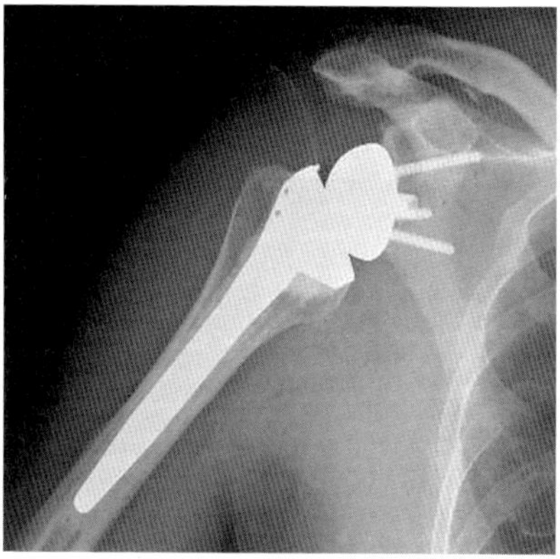

그림 12. 어깨 관절 역행성 인공관절 치환술

줄의 파열 크기가 매우 큰 경우에는 수술적 치료를 신중하게 결정해야 한다. 수술을 할 때 전신마취를 해야 하고, 수술 이후에도 재활 기간이 상당히 길어 감당하기 어려울 수도 있다. 따라서 보존적 치료만으로 통증을 견딜 만하다면 그대로 지내는 것이 좋을 수 있다. 만약 통증이 너무 심해 일상생활이 힘들다면 그림 12와 같이 역행성 인공관절 치환술을 시행할 수 있다. 수술 후에 통증이 호전되고, 팔을 들어 올릴 수 있어 만족도가 높다.

수술은 젊을수록, 외상이 뚜렷할수록, 통증이 심할수록, 파열이 클수록, 기능 상실이 심할수록, 증상 기간이 길수록 더 고려하게 된다. 부분 파열도 6개월 이상 적극적으로 보존적 치료를 시행하였으나 호전이 없다면 수술을 고려해야 한다.

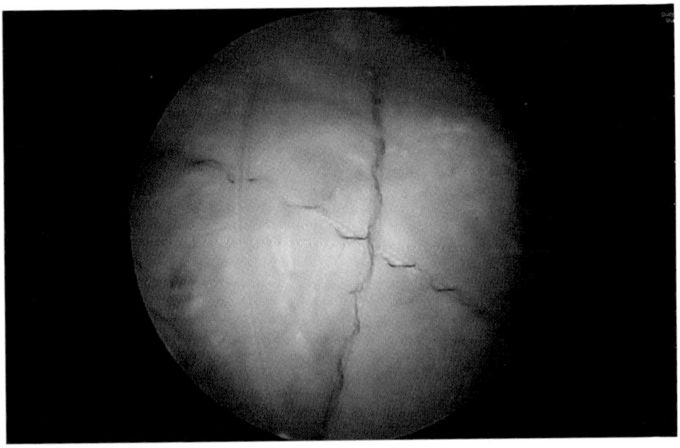

그림 13. 관절경하 회전근개 봉합술 후 모습

• **관절경하 회전근개 봉합술**

초소형 카메라와 수술 기구가 들어 있는 관을 어깨 관절에 삽입하여 치료하는 방법으로, 실을 이용하여 파열된 힘줄을 당겨 원래 부착 부위에 고정하는 것이다. 그림 13과 같이 관절경을 이용하여 힘줄을 고정한다.

• **수술 후 재활 및 관리**

회전근개 봉합술을 시행한 이후에는 4~6주 동안 어깨 외전 보조기를 착용해야 한다. 그림 14와 같이 외전 보조기를 24시간 착용하는 것이 원칙이다. 힘줄이 뼈에 완전히 붙어 하나가 될 때까지는 시간이 필요하다. 따라서 그 시간 동안 어깨 근육을 사용하면, 근육이 수축하면서 봉합술로 고정해놓

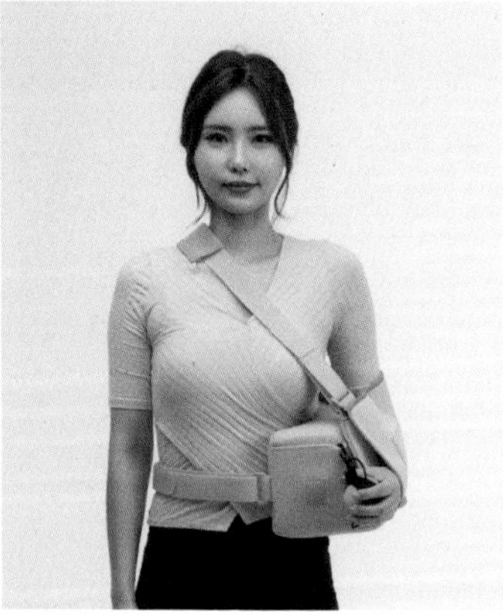

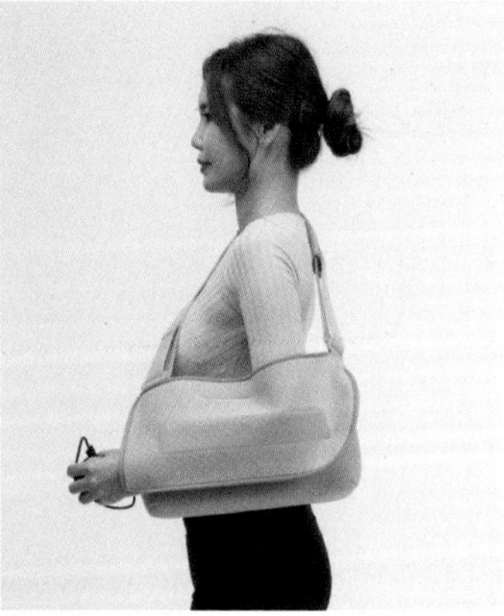

그림 14. 어깨 수술 후 외전 보조기 착용

은 부착부에 당겨지는 힘이 자꾸 가해진다. 힘줄 회복에 나쁜 영향을 주면 재파열이 될 수도 있다. 따라서 수술 후 외전 보조기를 잘 착용하는 것이 매우 중요하다.

재활 운동은 수술 후 2~4주 사이에 수동적 스트레칭으로 시작한다. 의사마다 재활에 대한 생각이 다르고, 환자 수술 시 봉합건의 상태와 봉합 정도 및 인대가 부착되는 뼈의 상태 등에 따라 재활이 결정되므로 반드시 수술한 집도의와 상의하는 것이 필요하다. 수동적 운동은 병원에서는 CPM이라는 기계를 이용하고, 퇴원 후 집에서는 도르래 및 막대를 이용할 수 있다. 이후 팔을 끝까지 올리게 되면 수술 후 3개월까지는 능동적 운동을 시행한다. 수술 후 3개월부터는 고무줄을 이용해 근력 운동을 한다. 어깨 수술 후에는 최소 3~6개월 정도 지나야 만족스럽게 일상생활을 할 수 있다.

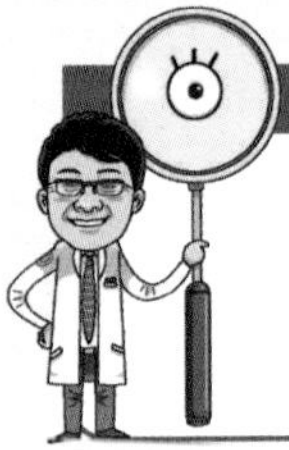

그것이 알고 싶다

회전근개 파열

Q. 다친 적도 없는데, 어깨 힘줄이 파열될 수 있을까요?

A. 회전근개 파열 원인은 힘줄 자체의 문제로 인한 내부적인 원인과 외부적인 원인으로 나눌 수 있습니다. 내부적인 원인으로는 혈액 공급의 변화, 교원 섬유의 변화, 국소근 조직의 물성 변화 등이 있습니다. 외부적인 원인으로는 오구견봉궁의 형태학적 이상, 과도한 인장력, 반복적인 사용, 운동 역학의 이상 등이 있습니다. 따라서 다친 적이 없더라도 퇴행성 변화를 통해 힘줄이 파열될 수 있기 때문에 어깨 통증이 계속된다면 반드시 정형외과에 내원하여 힘줄 상태를 확인해보아야 합니다.

Q. 회전근개 파열과 오십견 증상, 어떻게 다른가요?

A. 두 질병의 증상은 비슷한 면이 많습니다. 대개 통증이 삼각근에 위치하고, 팔을 올릴 때 통증이 발생하며, 낮보다 밤에 통증이 심해지는 양상을 보입니다. 그러나 운동 범위를 비교해보면 다른 양상을 확인할 수 있습니다. 회전근개 파열은 팔을 앞으로 들 때 120~160도 사이에서 통증이 발생하고, 일단 팔을 어느 정도 올리면 마지막은 수월하게 올릴 수 있지만 오십

견은 스스로에 의해서도 타인에 의해서도 팔이 잘 올라가지 않습니다.

Q. 회전근개 파열은 비수술적 방법으로 치료가 가능한가요?

A. 어깨 힘줄이 파열되었을 때 힘줄의 전층이 다 끊어졌는지, 부분적으로 끊어졌는지에 따라 치료 방법이 다릅니다. 전층 파열인 경우, 수술적 치료 외에는 방법이 없습니다. 어깨 힘줄을 당겨 어깨뼈에 부착하도록 봉합해 주기 때문에 수술 이후 재활 기간이 상당히 중요합니다. 보통 4~6주 동안 외전 보조기를 착용해야 하고, 이후 3개월까지 수동적 · 능동적 스트레칭을 시행해야 하며, 3개월 이후부터는 어깨 근력 운동을 시행해야 합니다. 부분 파열인 경우에는 주사 치료, 증식 치료, 충격파 치료 등을 통해 보존적 치료를 할 수 있습니다.

Q. 찢어진 힘줄은 자연적으로 회복이 안 될까요?

A. 회전근개 파열은 힘줄이 힘줄의 부착 부위인, 상완골두 대결절(뼈)에서 떨어져 나간 것이고, 이후 힘줄이 말려 들어가는 성질 때문에 자연치유 되기는 정말 어렵습니다. 따라서 그냥 방치하면 파열 정도가 점점 커지고 근육 위축으로 이어지게 되어 관절경으로 수술하지 못하고 어깨 인공관절 수술까지 가야 하는 경우가 발생하기도 합니다. 따라서 조기에 적절한 치료를 받는 것이 매우 중요합니다.

회전근개 파열은 전층 파열과 부분 파열이 있습니다. 전층 파열인 경우, 수술적 치료 외에는 방법이 없습니다. 부분 파열인 경우에는 보존적 치료를 시행할 수 있습니다. 부분 파열에서 전층 파열로 가는 경우가 있는지 물어보는 분들도 계십니다. 한 논문에 따르면 부분 파열인 경우, 증상이 발생한 환자에서는 40%가 완전파열로 진행했습니다. 따라서 부분 파열인 경우에는 보존적으로 치료하면서 지속적으로 힘줄 상태를 체크하는 것이 무엇보다 중요합니다. 어깨 통증이 있는데도 치료를 미루거나 방치하면 수술적 치료를 시행할 시기를 놓칠 수도 있습니다. 초기에 내원하여 적절한 치료를 시작하는 것이 좋습니다.

Q. 회전근개 파열 진단을 받은 적이 있는데, 통증이 사라졌어요. 다 나은 걸까요?

A. 회전근개 파열은 비가역적, 즉 다시 되돌아오지 못하는 질병입니다. 한 번 파열된 회전근개 힘줄은 자연 회복이 되지 않습니다. 그러므로 통증의 양상을 가지고 병이 완치되었다고 오해해서는 안됩니다. 병이 없어진 것이 아니고, 어깨를 덜 쓰고, 보존적 치료를 시행하면서 증상이 좋아진 것입니다. 따라서 정확한 진단을 통해 적절한 치료를 받아야 합니다. 특히 젊고 완전 파열이 있는 경우에는 수술적 치료를 고려하는 것이 필요합니다.

Q. 고령인데, 어깨 힘줄 봉합 수술을 해도 괜찮을까요?

A. 60대와 70대로 나눠 생각해볼 수 있습니다. 어깨 수술을 할 때는 전신마취를 해야 합니다. 요즈음은 마취과가 발전되어 있기 때문에 심장 질환, 뇌혈관 질환 등의 고위험군이 아니라면 큰 위험은 없습니다. 60대는 최대한 본인의 어깨 힘줄을 쓰는 것이 좋습니다. 따라서 힘줄 파열이 있다면 관절경을 이용하여 봉합술을 시행해야 합니다.

그러나 70대는 어깨 수술을 한 번으로 끝낼 것인지, 두 차례 해야 하는지가 중요한 문제입니다. 힘줄을 봉합했다 해도 예후가 좋지 않을 수도 있습니다. 만약 수술 후 1~2년 뒤에 다시 통증이 발생하고 재파열이 되었다면 다시 수술을 계획해야 합니다. 따라서 70세 이상은 봉합이 가능한 소파열, 중 파열은 관절경을 이용한 회전근개 봉합술을 고려하는 것이 필요하며, 대 파열 혹은 광범위 파열에서는 한 번으로 끝낼 수 있는 역행성 인공관절 치환술을 고려할 필요가 있습니다. 수술은 환자의 나이, 전신 상태, 환자가 수술 후 원하는 삶의 질 등을 종합적으로 고려해 선택합니다.

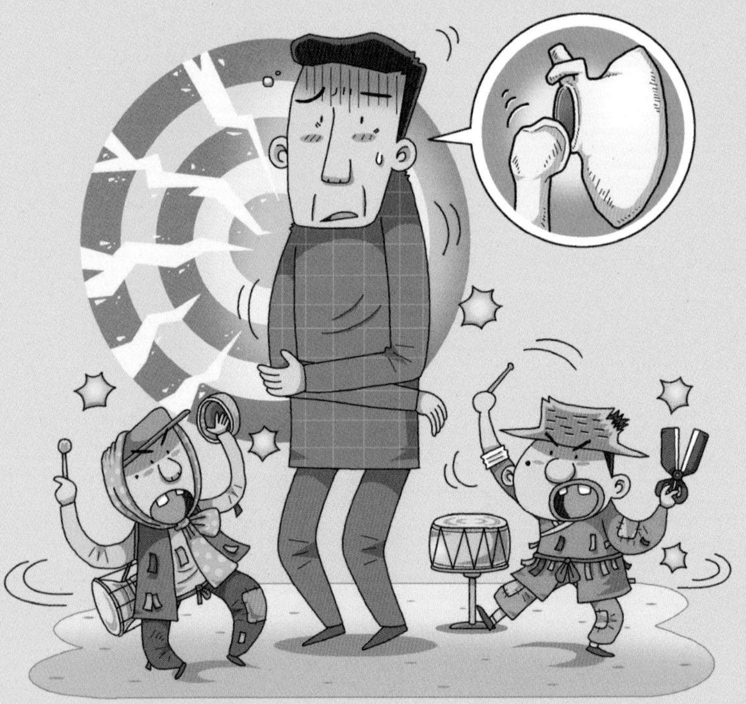

PART

5

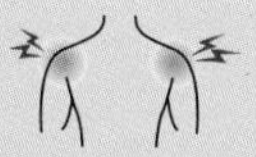

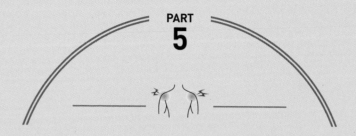

작년에 왔던 어깨 탈구, 죽지도 않고 또 왔네

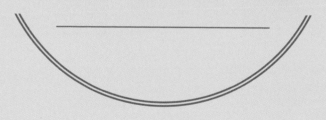

chapter 01

계속되면 습관이 될 수도 있는 어깨 탈구

최근 '일과 삶의 균형'이라는 의미인 워라밸(Work and Life Balance의 준말)이 중요한 사회적 가치로 자리 잡으면서 여가 활동을 즐기는 사람들이 급증하고 있다. 퇴근 시간이 빨라지고, 자신에게 투자할 수 있는 자투리 시간이 늘어나면서 자연스럽게 운동과 같은 취미 활동을 선택하는 사람이 늘어난 것이다. 적당한 운동은 신체적·정신적 측면에서 긍정적인 효과를 불러온다. 예컨대 혈관이 튼튼해지고, 혈압이 낮아지며, 심장 기능이 좋아져 심장 질환의 위험도가 감소하는 등 신체 여러 측면에서 이점이 있다. 그러나 아무리 좋은 약이라 해도 과다 복용하면 몸에 해롭듯 지나친 운동과 격렬한 스포츠 활동은 오히려 화를 불러올 수 있다. 그러한 예 중 하나가 견관절 전방 불안정성, 즉 어깨 탈구다.

실제로 스포츠 활동을 하다 어깨가 빠져 응급실을 찾는 사람이 종종 있다. 탈구는 야구나 농구 등의 스포츠 활동 중에 어깨가 벌어지고 뒤로 돌아가는 자세로 강한 외력을 받을 때 쉽게 발생한다. 처음 어깨가 빠져 병원을 찾은 환자는 어떤 자세를 취해야 통증이 덜한지 몰라 갈팡질팡하며 답답해한다. 어깨 탈구가 발생하면 어깨 관절 주변 구조물이 손상되기 때문에 심한 통증이 발생하고, 빠진 팔은 특정 위치에서 고정되기 때문에 움직이기 힘들다.

어깨 관절은 우리 몸에서 유일하게 360도 회전이 가능한, 가장 넓은 가동 범위를 가진 관절이다. 흔히 어깨 관절을 골프티에 올려진 골프공에 비유하기도 한다. 그림 1처럼 골프티는 견갑골(날개뼈)의 관절와(관절을 이루는 관절의 오목한 부분)이며, 골프공은 상완골두(어깨 위팔뼈 끝부분)라 볼 수 있다. 이렇다 보니 어깨 관절은 구조 자체가 매우 불안정할 수밖에 없다.

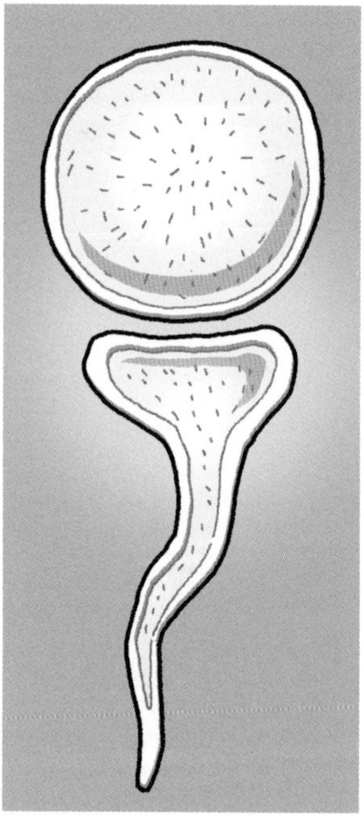
그림 1. 어깨 관절 구조

이러한 어깨 관절은 관절와순(팔의 위팔뼈와 몸 방향의 어깨뼈를 연결하는 섬유질 연골 조직), 회전근개(어깨 힘줄) 및 주변 근육이 서로 균형을 이룸으로써 어깨 관절을 자유롭고 부드럽게 움직일 수 있도록 안정성을 제공한다. 그러나 외상으로 인해 어깨에 외회전이 가해지면 전하방 구조물의 파열이 일어나 탈구 또는 아탈구, 즉 불완전 탈구가 일어난다. 이러한 현상이 반복적으로 일어나면 어깨 탈구가 발생한다.

한 번 빠진 어깨는 습관적으로 다시 빠지기 쉽다. 탈구되면서 어깨 관절을 지탱하는 힘이 약해지기 때문이다. 제 기능을 수행하기 어려워진 인대는 반복적으로 문제를 일으키고, 한 번 어깨가 탈구되면 대부분 습관성 탈구로 이어진다. 어깨를 인위적으로 맞춰 넣는 것도 통증이 따르기 때문에 습관성 탈구를 겪는 사람들은 매번 극한의 고통을 맛보게 된다.

chapter 02

쉽게 맞춰지면 쉽게 빠진다

나의 증상 체크

- ☐ 푸시업을 할 수 없다.
- ☐ 어깨를 위로 쭉 펴기만 해도 빠질 것 같은 느낌이 든다.
- ☐ 자주 어깨가 빠진다.
- ☐ 어깨가 빠지면 스스로 맞춰 넣을 수 있다.
- ☐ 잠을 자다가 어깨가 빠진 적이 있다.
- ☐ 특정 동작을 할 때 어깨가 빠질 것 같아 걱정이 된다.
- ☐ 머리 위로 손을 올리려 할 때 마비가 오는 느낌이 든다.
- ☐ 공을 강하게 던질 때 팔을 쓰지 못하거나 마비가 오는 느낌이 든다.

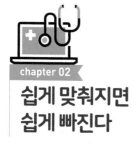

어깨 전방 탈구는 대부분 외전, 신전 및 외회전 상태에서 발생한다. 버스에서 손잡이 잡기, 위에 있는 물건 잡기, 공 던지기, 푸시업하기, 철봉 매달리기 등이 어깨 불안감을 유발하는 대표적인 자세다.

탈구가 발생하면 며칠 동안은 심한 통증을 호소하게 된다. 갑자기 양팔 길이가 달라지고, 아픈 부위의 팔을 들어 올리는 것이 힘들며, 움직임의 제한이 발생한다. 또한 공을 던지는 자세를 취하면 팔이 아프고 어깨가 빠지는 듯한 느낌이 든다. 시간이 지나면서 통증이 소실되고, 일상생활에 별다른 지장을 느끼지 못하게 되면서 단지 운동을 하거나 외전 및 외회전 자세를 취할 때 전방 탈구에 대한 불안감을 호소하게 된다.

그러나 아탈구 또는 탈구가 습관적으로 계속되면, 어느 순간 익숙해져 본인이 직접 어깨를 맞춰 넣고 치료를 하지 않는 사람이 많다. 이는 매우 위험한 행동이다. 탈구된 어깨를 쉽게 맞출수록 더 쉽게 빠지고, 어깨 손상의 위험에 노출될 수 있다. 처음에 어깨가 빠졌을 때 잘못된 방법으로 처치하여 재발성 탈구로 이어지는 경우가 많다. 어깨를 제 위치에 맞춰 넣을 때 바르지 못한 방향으로 무리하게 힘을 주면 관절 내 인대나 관절막이 파열되거나 심한 경우, 뼈가 부러질 수도 있다.

chapter 03

어깨 탈구, 어떻게 진단할까

진단에서 가장 중요한 것은 병력 청취로, 최초 탈구 시 손상에 대한 상황과 부상 시 상지의 위치 등 상세한 문진이 필요하다. 또한 앞서 언급한 전형적인 증상과 신체검사, 영상 검사를 통해 진단을 내릴 수 있다.

1) 신체검사

① 크랭크(crank) 검사: 불안 검사

한 손으로 탈구가 되는 견본 주위를 부드럽게 잡고, 다른 한 손으로는 전완부를 가볍게 잡아 환자의 팔을 중립 위치에

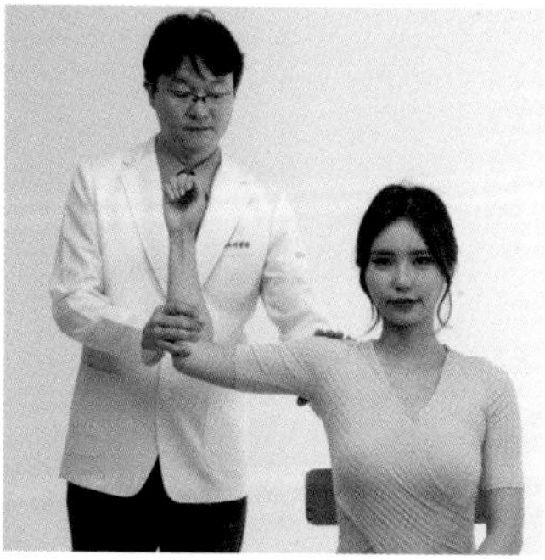

크랭크 검사

서 서서히 외전과 신전을 시키며 외회전하는 방법이다. 이때 통증과 함께 불안감을 호소하면 양성이다.

2) 영상 검사

① X-ray 검사

상완골두(어깨 위팔뼈 끝부분)가 관절와순(팔의 위팔뼈와 몸 방향의 어깨뼈를 연결하는 섬유질 연골 조직)에 부딪히면서 골 결손이 발생한다. 이를 상완골두 힐삭스(hillsachs) 병변이라 한다. 그림 2의 검은색 화살표를 보면 골 결손 부위를 관찰할 수 있다.

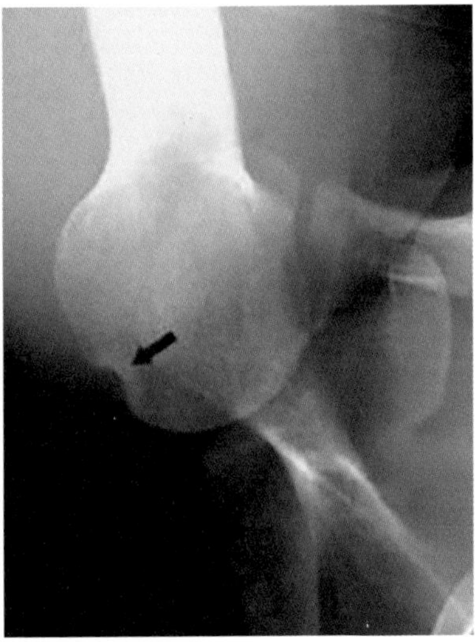

그림 2. 힐삭스 병변

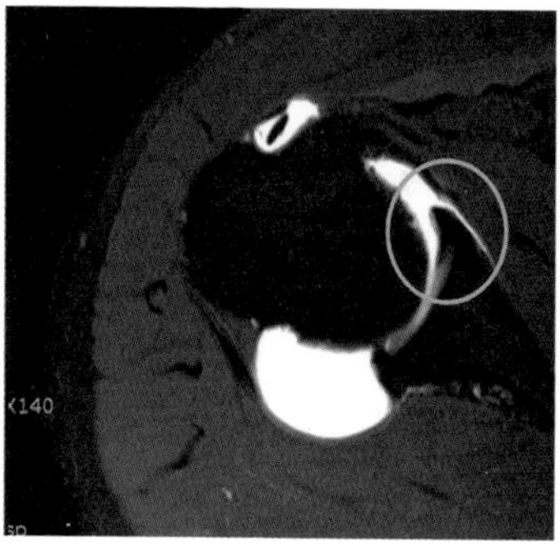

그림 3-1. 정상 관절 와순

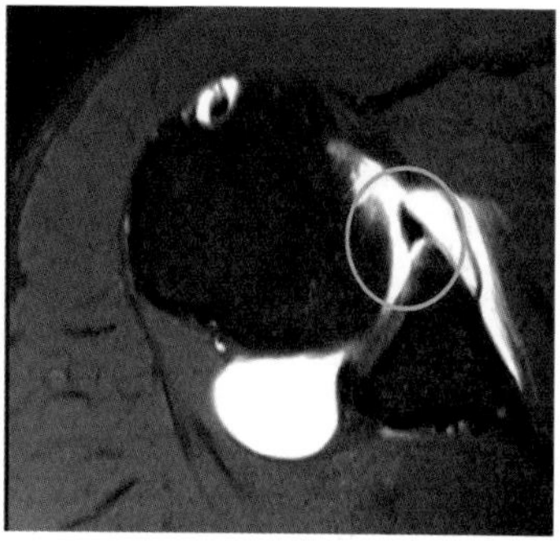

그림 3-2. 방카르트 병변

② MRI 검사

MRI 김사를 통해 파열된 관절와순 즉, 방카르트(bankart) 병변을 관찰할 수 있다. 그림 3-1에서 노란색으로 표시된 곳이 정상적인 관절와순의 모습이다. 그림 3-2에서는 방카르트 병변을 관찰할 수 있다.

chapter 04

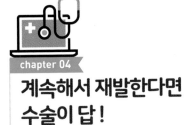

계속해서 재발한다면 수술이 답!

1) 보존적 치료

어깨가 처음 빠지면 외전 보조기를 착용한다. 다만 최초 탈구가 20세 미만일 경우는 보존적 치료를 해도 재발율이 90%가 넘는다. 이런 이유로 최근에는 한번 빠져도 방카르트 수술을 권한다. 방사선 사진을 통해 어깨가 정확히 맞춰졌는지 확인하고, 팔걸이로 고정한다. 재탈구 빈도는 고정을 얼마나 오래했는가에 상관없이 나이가 어릴수록 잘 발생한다. 따라서 3~4주의 고정 기간이 지나면 개인에 따라 관절 운동 범위 회복과 근력 강화 운동을 한다. 근력 강화 운동에는 회전근개, 삼각근, 견갑골 안정화 및 근육의 등척성(일정한 자세를 유지하는 행동) 운동이 있다.

2) 수술적 치료

보존적 치료가 효과가 없어 재발하는 경우, 통증이 있는 경우, 비수술적 치료에도 관절 운동에 제한이 있는 경우 관절경을 이용해 방카르트 복원술을 한다. 그림 4-1에서 노란색 화살표가 가리키는 방카르트 병변을 그림 4-2처럼 복원하는 것이다.

방카르트 복원술을 흔히 '문턱을 만들어주는 수술'이라고 표현한다. 무너진 문턱을 다시 세워 상완골두(어깨 위팔뼈 끝부분)가 빠져나가지 못하게 안정성을 만들어준다. 또한 어깨 탈구가 자주 있어 뼈 손상이 많다면, 뼈를 이식하는 수술을 고려할 수 있다. 방카르트 복원술은 어깨를 굳히는 것이 목적이기 때문에 수술 후 4주 동안은 외전보조기를 착용하고 운동을 일절 하지 않도록 한다. 그 후 수동적 스트레칭을 시작으로 능동적 운동과 근력 운동을 서서히 한다.

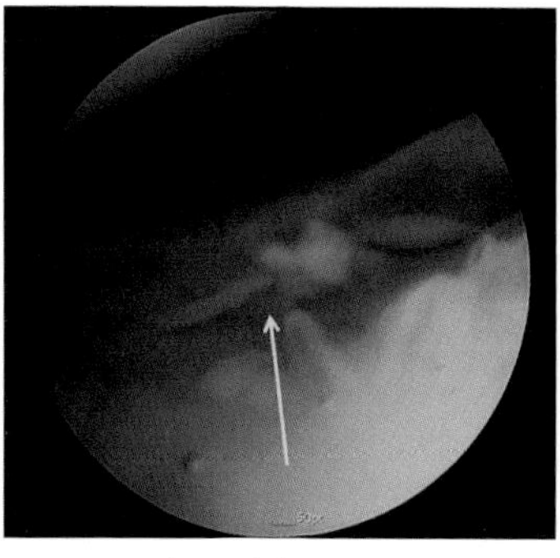

그림 4-1. 방카르트 병변

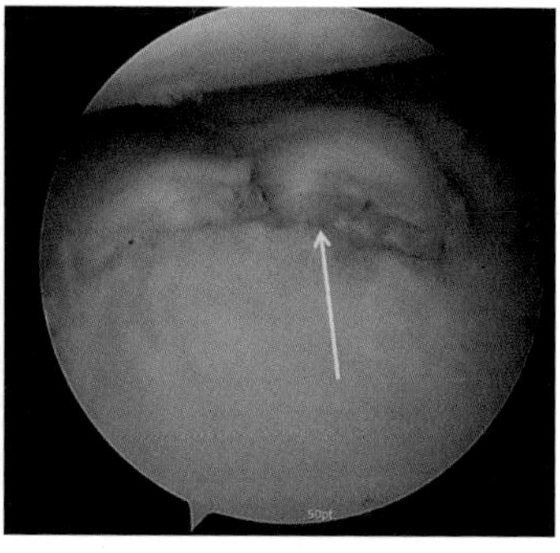

그림 4-2. 방카르트 복원술 후 상태

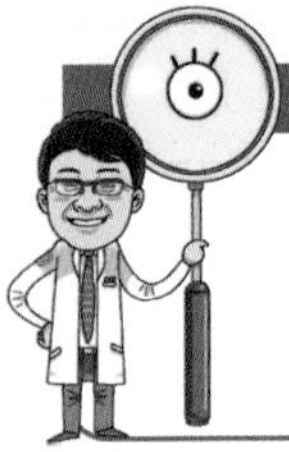

그것이 알고 싶다

어깨 탈구

Q. 어깨가 자꾸 빠지는데 왜 그런 건가요? 수술을 받아야 하나요?

A. 어깨 관절은 우리 몸에서 유일하게 360도 회전이 가능한, 가장 넓은 가동 범위를 가진 관절입니다. 큰 운동 범위로 움직이기 때문에 다른 관절에 비해 불안정한 구조입니다. 넓은 운동 범위를 가졌다는 장점이 있는 반면, 탈구가 자주 발생한다는 단점이 있죠. 흔히 어깨 관절을 골프티에 올려진 골프공에 비유하기도 합니다. 골프공을 완전히 품을 수 있는 공간이 없기 때문에 심한 외상 혹은 관절 유연성이 심한 경우, 재발성 탈구가 발생할 수 있습니다.

어깨 탈구가 단방향성, 즉 전방 혹은 후방 불안정성이 지속되는 경우에는 수술을 시행해야 합니다. 어깨의 재발성 탈구를 방치하면 퇴행성 관절염이 빨리 올 수도 있고, 일상생활에도 제한이 생기기 때문입니다. 다방향성, 즉 두 방향 이상으로 재발성 탈구가 지속될 때는 관절와-상완관절낭의 과이완이 주된 원인입니다. 이런 경우에는 회전근개 및 견갑골 주위 근육의 강화 운동이 필요합니다.

Q. 한 번 어깨가 탈구되면 계속 반복된다는데, 사실인가요?

A. 어깨가 전방으로 탈구된 후 나이에 따라서 재발 확률이 다릅니다. 한 논문에 따르면, 첫 탈구 5년 뒤에 재발할 확률이 10~19세 49.2%, 20~29세 25.8%, 30~39세 13.2%, 40~49세 7.1%, 50~59세 12.6%, 60~69세 18%, 70~79세 14.9%, 80세 이상은 6.1%라고 합니다. 따라서 첫 어깨 탈구 시 남자이면서 나이가 어릴수록 재탈구 위험성이 증가한다고 볼 수 있습니다. 상지를 외전, 외회전, 신전하는 위치가 어깨를 전방으로 탈구시키는 동작입니다. 버스에서 손잡이 잡기, 위에 있는 물건 잡기, 공 던지기, 푸쉬업 하기, 철봉 매달리기 등이 여기에 속합니다. 이런 동작을 지속하면, 관절와순이 손상을 입어 상완골두를 막아야 할 문턱이 무너져 계속 탈구될 수 있습니다.

Q. 어깨가 빠졌을 때 스스로 맞춰 넣으면 완치되나요?

A. 어깨 탈구가 발생할 때는 관절에만 증상이 발생하는 것이 아니라, 신경이나 혈관 손상이 동반될 수도 있습니다. 본인이 직접 어깨를 맞춰 넣으려다가 심한 손상을 입을 수도 있으니 처음 어깨 탈구가 발생했다면 반드시 정형외과에 내원해 어깨 상태를 정확하게 파악하고 맞춰 넣는 것이 중요합니다. 그리고 그 이후에 적절한 고정 및 재활 치료를 시행해야 합니다.

Q. 어깨 탈구가 계속되면 언제 수술하는 것이 좋을까요?

A. 젊고 남자인 경우에 그리고 일상생활 중에 탈구를 유발하는 자세가 잦다면, 재탈구 위험성이 높습니다. 어깨가 한번이라도 적게 빠졌을 때 수술하는 것이 뼈와 관절막, 연골순 등이 비교적 잘 보존되어 있어서 수술이 쉽고, 결과도 좋습니다. 습관성 어깨 탈구가 약 3~5회 정도라면 수술적 치료를 고려하는 것이 좋습니다.

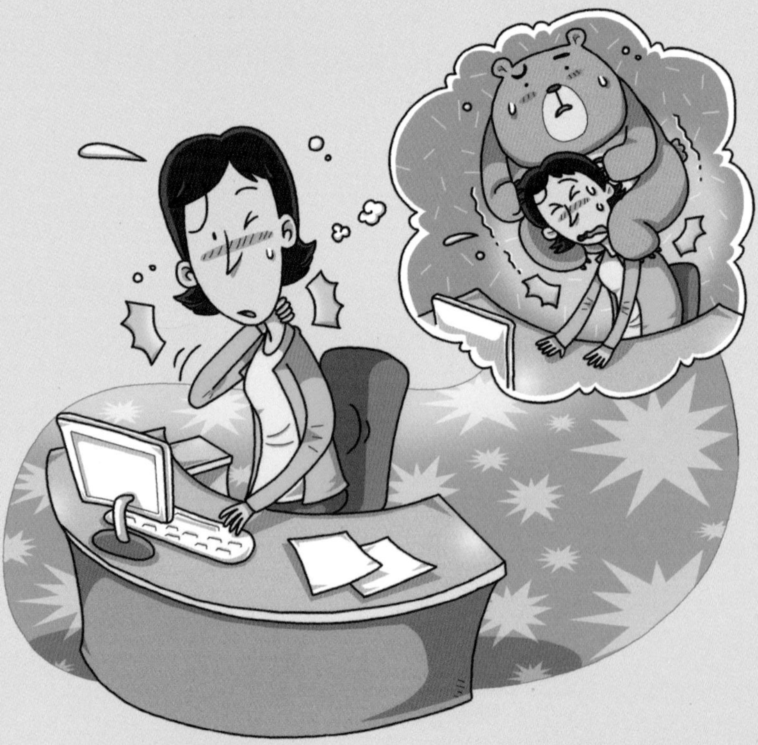

PART 6

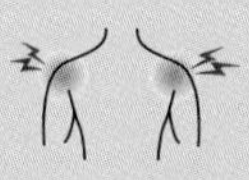

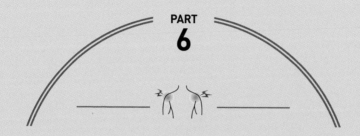

담 걸리는 근막통증증후군, 이걸 어쩐담!

chapter 01

어깨 위에 곰 한 마리가 살고 있어요

우리는 기술의 발달로 여러 방면에서 편리하고 풍요로운 생활을 하고 있다. 마우스 클릭 몇 번만으로 집으로 신선한 채소가 배달되고, 스마트폰 터치 몇 번만으로 은행 계좌 개설부터 해외 송금까지 해결할 수 있다. 그야말로 우리는 앉아서 손가락만 몇 번 까딱하면 무엇이든 이루어지는 마법 같은 세계에 살고 있다.

하지만 이러한 생활은 편리함을 가져다주는 동시에 부작용도 함께 불러왔다. 활동성이 줄어들어 하루 중 대부분을 앉아서 생활하는 일이 자연스럽게 늘어났다. 아이들은 밖에서 뛰노는 대신 고개를 푹 숙이고 스마트폰 화면 속에 집중하는 것이 일상이 되었고, 성인들은 책상 앞에 앉아 컴퓨터를 사용하는 데 대부분의 시간을 할애한다. 그래서일까? 컴퓨터나 스마트폰에 한참 집중하다 보면 반갑지 않은 불청객이 슬금슬금 방문하곤 한다. 그것은 바로 어깨 위로 찾아온 '곰 한 마리'다.

곰 한 마리가 어깨 위에 앉아 있는 것처럼 갑자기 어깻죽지 혹은 날개뼈 사이에 통증이 생기거나 목덜미가 불편해지면 집중력이 떨어지고, 피곤함이 배로 늘어난다. 수시로 찾아오는 반갑지 않은 통증 탓에 자리에서 일어나 움직여도 보고, 스트레칭도 해보지만 효과는 잠시 뿐이다. 우리는 흔히 이런 증상을 두고 '담이 걸렸다', '근육이 뭉쳤다'라고 말한다. 정확한 의학적 명칭은 '근막통증증후군'이다.

근육이 긴장하면 근섬유가 짧아지면서 딱딱해지고, 누르면 과민한 통증을 유발하는 부위가 발생한다. 이러한 통증 유발점에 의해 발생하는 근육 통증이 근막통증증후군이다. 통증 유발점은 근육에 있는 작은 과민한 지점으로, 그곳뿐만 아니라 다른 근육 부위에도 통증을 유발하는 연관통을 발생시킨다.

chapter 02

나쁜 자세가 통증을 부른다

나의 증상 체크

- □ 뒷목, 어깻죽지가 늘 묵직하고 아프다.
- □ 오후만 되면 목, 어깻죽지에 곰 한 마리가 올라탄 느낌이 든다.
- □ 자고 일어났는데 갑자기 목이 잘 돌아가지 않을 때가 종종 있다.
- □ 뒷목이 아프면서 동시에 두통이 발생한다.
- □ 뒷목, 어깻죽지가 아프면서 팔 전체가 저릴 때가 있다.
- □ 목, 어깻죽지, 견갑골 사이가 자주 뭉치고 담이 걸린다.
- □ 목, 어깻죽지 근육을 눌러보면 통증이 심한 부위가 있다.

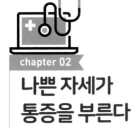

통증은 근막이 있는 곳 어디에서나 발생한다. 그중에서도 어깨에서 발생하는 통증은 바르지 못한 자세 때문에 생기는 경우가 많다. 만약 오랜 시간 앉아 생활하는 경우가 많았다면 일자목이나 거북목이 발생할 확률이 크다. 왜 그런 것일까? 그림 1을 보면 쉽게 이해할 수 있다.

그림 1을 보면, 귀 위치가 어깨선을 기준으로 일직선에 나란히 서 있는 정상 자세일 때 머리 무게는 평균적으로 5㎏ 정도를 유지한다. 그러나 귀 위치가 어깨선을 기준으로 1㎝씩 전방으로 향할 때마다 목의 하중이 2~3㎏씩 증가한다.

목이 5㎝ 선방으로 향하는 일자목인 경우, 위에서 누르는 무게는 10㎏으로, 정상 자세일 때보다 두 배 늘어난다. 목이 7.5㎝ 전방으로 향하는 거북목인 경우, 위에서 누르는 무게

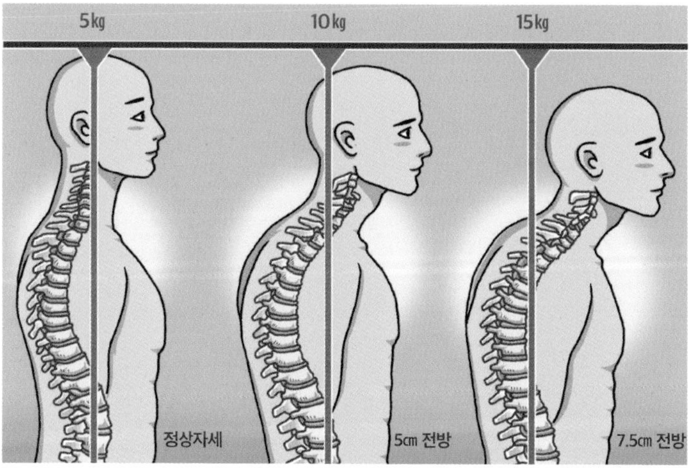

그림 1. 목 위치에 따른 하중 증가

는 15kg으로, 세 배 늘어난다.

이렇게 머리 무게가 증가하면 근육의 긴장도가 증가하고, 목에서 머리 쪽으로 가는 신경들을 자극해 두통이 생길 수도 있다. 또한 팔로 내려가는 신경들이 자극되면서 손 혹은 팔 전체에 저린 증상이 발생할 수도 있다. 흔히 팔 저림이 생기면 목 디스크를 생각하기 쉽지만, 목 디스크로 팔이 저릴 때는 보통 압박을 받는 신경근이 지배하는 영역의 부위만 저린 증상이 나타나는 경향이 있다. 그렇다고 해서 안심해서는 안 된다. 잘못된 자세가 지속되면 디스크에 가해지는 압력도 증가하여 목 디스크, 허리 디스크가 생길 가능성이 커진다.

chapter 03

특정 부위에 압통이 있으면 근막통증증후군?

진단을 내리기 위한 특별한 검사는 없다. 대신 환자와의 대화를 통해 그리고 특정 부위의 압통을 확인하여 의심을 할 수 있다. 다른 질환의 가능성이 모두 배제되면 근막통증증후군으로 진단하고 치료를 하게 된다.

필자는 주로 방사선 검사, 특히 척추 전체 사진을 촬영하여 척추의 휘어짐 정도를 확인한다. 그림 2-1은 척추 전체 균형이 반듯하며 골반이 틀어지지 않았다. 반면 그림 2-2는 척추가 휘어져 있고, 골반 높이도 다르다. 그림 3-1은 거북목, 3-2는 일자목, 3-3은 정상목이다. 방사선 검사를 시행하면 환자의 자세를 더욱 객관적으로 파악할 수 있다.

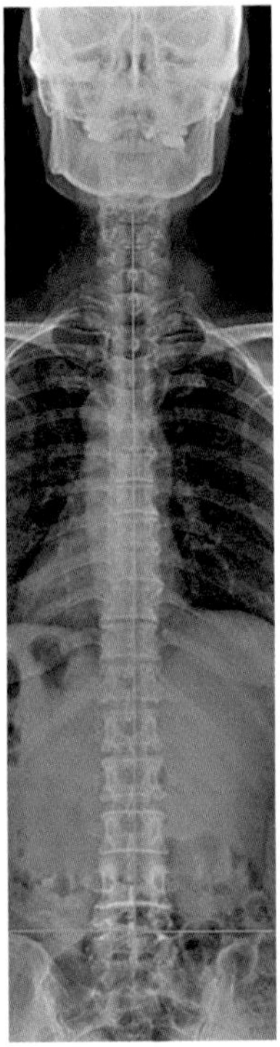

그림 2-1. 정상 자세

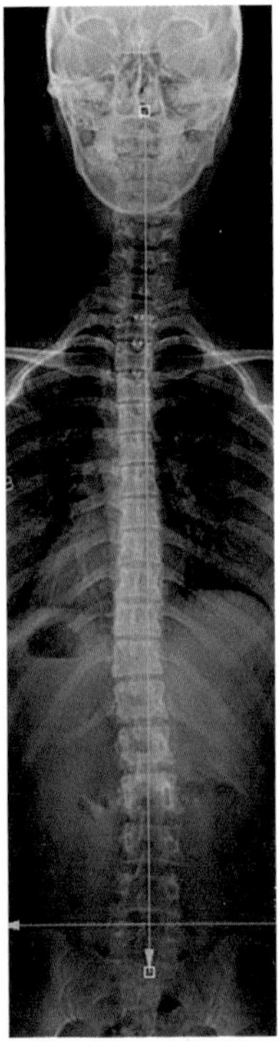

그림 2-2. 척추의 휘어짐

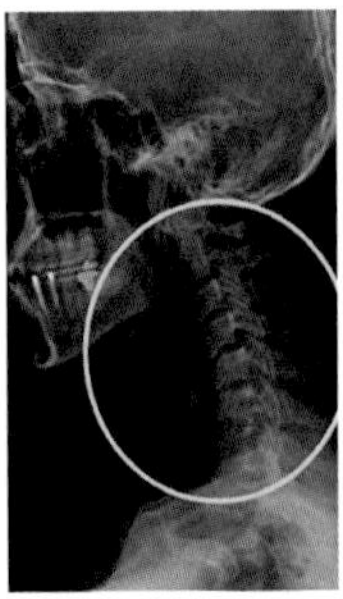

그림 3-1. 거북목

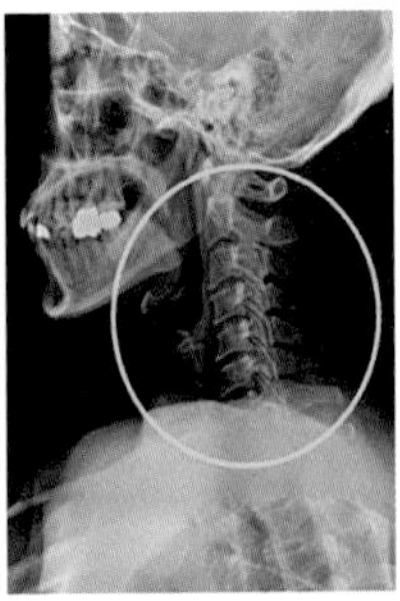

그림 3-2. 일자목

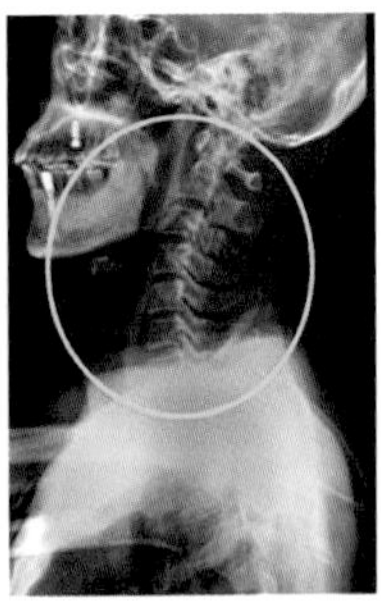

그림 3-3. 정상목

chapter 04

습관 교정이 안 되면 치료도 말짱 도루묵!

필자는 세 가지 방법으로 근막통증증후군을 치료한다. 첫째는 통증 치료, 둘째는 근육의 불균형 및 자세 회복을 위한 치료, 셋째는 올바른 생활 습관과 자세를 유지하기 위한 치료다. 근막통증증후군은 자주 재발하기 때문에 생활 습관을 바르게 교정해주지 않으면 치료도 소용이 없다.

1) 통증 치료

① **약물치료**(비스테로이드성 소염진통제 등)

가장 기본적인 치료 방법으로, 통증을 조절하는 데 도움을 준다. 그러나 대부분의 성형외과 약들이 속 쓰림, 얼굴 붓기 등의 부작용을 초래할 수 있기 때문에 전문의와 잘 상의하여 처방받는 것이 중요하다.

② 근육신경주사

척추의 틀어짐이 발생하면, 척추 주위 근육들이 과긴장하고 목, 어깨로 내려가는 신경들 또한 과민해지면서 상지 및 하지의 근육 긴장을 유발한다. 따라서 필자는 근육신경주사를 통해 몸의 자연 치유를 증가시키고, 근본적인 해결을 위해 근육신경주사 치료를 한다. 근육신경주사는 스테로이드 주사나 뼈주사와 달리 매일 맞아도 되는 매우 안전한 주사이며, 필자는 정형외과 의사로서 해부학적 지식을 가지고 있기 때문에 안전하게 주사를 시행할 수 있다.

③ 체외 충격파 치료

'체외 충격파 치료'라고 하면 무언가를 부수는 치료라고 생각하기 쉽다. 요로결석이 있는 경우에도 체외 충격파 치료를 하기 때문에 혼동할 수 있다. 그러나 정형외과에서 시행하는 체외 충격파 치료는 요로결석에서 사용하는 에너지의 10분의 1 이하를 사용하기 때문에 직접적인 물리적 파괴력은 거의 없다. 체외 충격파는 근골격계의 혈관 생성과 조직의 재생을 유도하는 치료 방법이다. 따라서 신경 손상이 없으며, 염증에도 효과적이다. 그러나 장비 성능에 따라 효과 차이가 크다. 즉 좋은 장비를 사용할수록 치료 효과가 좋다.

체외 충격파 치료 시에는 통증이 발생한다. 염증 부위를 자극하며 치료하는 방법이기 때문에 아플 수밖에 없다. 그러나 시간이 지날수록 염증 반응이 줄어들면서 통증도 줄어든다.

④ 고강도 레이저 치료

일반 레이저 치료보다 강한 에너지를 발생시켜 레이저의 열에너지로 힘줄과 인대 및 연부 조직의 붓기와 염증을 감소시키면서 조직을 재생하는 치료 방법이다.

2) 근육의 불균형 및 자세 회복을 위한 치료

① 도수 운동 치료

우리 몸의 구조적인 불균형을 손이나 기구를 이용해 치료하는 방법이다. 문제가 있는 관절과 근육을 정상화하여 자세의 불균형을 회복함으로써 몸의 문제를 해결해 몸 상태를 회복시키는 것이다. 특히 일자목, 거북목과 같이 틀어진 자세를 교정함으로써 목에 가해지는 무게가 줄어드는 효과를 볼 수 있다. 근 긴장도의 감소를 가져다주기 때문에 근본적인 치료를 시행할 수 있다. 또한 긴장된 근육들을 주사로 다 풀어낼 수 없기 때문에 도수 운동 치료를 통해 과긴장된 근육을 이완시킬 수 있다.

② 물리 치료

가장 기본적인 치료 방법으로, 피부를 통해 전기 자극을 하는 간섭파 전기 치료, 찜질팩, 초음파 치료가 있다. 많이 자극적이지 않지만 꾸준하게 하면 도움을 얻을 수 있다.

3) 올바른 생활 습관과 자세를 유지하기 위한 치료

근막통증증후군은 지속적인 재발이 문제다. 이는 바르지 못한 자세 때문이다. 의자에 앉을 때는 허리와 어깨를 밀착해서 앉는 것이 중요하다. 잘 때는 목의 C자 형태를 만들어주는 베개를 이용하는 것이 좋다. 특별하게 좋은 베개는 없다. 자고 일어났을 때 목, 어깻죽지가 편안하면 된다. 다리를 꼬는 것, 턱을 자주 괴는 것, 한쪽으로 가방을 메는 것 등과 같은 자세는 피해야 한다.

일상생활에서 목 스트레칭, 허리 스트레칭을 습관화하고, 자기 전에는 따뜻한 물로 샤워하거나 찜질팩을 이용해 목과 허리 근육 등을 풀어주는 것이 좋다. 운동을 할 때는 하루는 상체 운동, 하루는 하체 운동과 같이 번갈아가며 하는 것이 좋다. 운동을 하기 전과 후에는 스트레칭을 충분히 하고, 찜질팩이나 사우나 등을 통해 사용한 근육을 충분히 풀어주는 것이 중요하다.

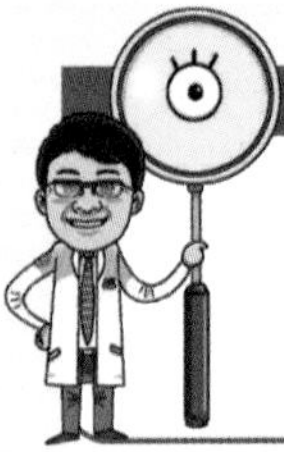

그것이 알고 싶다

근막통증증후군

Q. 평소에 뒷목과 어깨가 자주 아프고 무거운 느낌이 드는데, 근막통증증후군일까요?

A. 근막통증증후군이란 근육이 긴장하면 근섬유가 짧아지면서 딱딱해지고, 누르면 과민한 통증을 유발하는 부위가 발생하는데, 이러한 통증 유발점에 의해 발생하는 근육 통증을 말합니다. 통증 유발점은 근육에 있는 작은 과민한 지점으로, 그곳 뿐만 아니라 다른 근육 부위에도 통증을 유발하는 연관통을 발생시킵니다.

통증은 근막이 있는 곳 어디에서나 발생할 수 있는데, 그중에서도 목, 어깨에 주로 발생합니다. 특히 일자목과 거북목 같이 올바르지 않은 자세와 연관이 있습니다. 목이 5㎝ 전방으로 향하는 일자목인 경우, 위에서 누르는 무게는 10㎏으로, 정상 자세일 때보다 두 배 늘어나고, 목이 7.5㎝ 전방으로 향하는 거북목인 경우, 위에서 누르는 무게는 15㎏으로, 세 배 늘어납니다. 그래서 평소에 뒷목, 어깻죽지 통증을 호소하고, 오후만 되면 목, 어깨가 무거워 손으로 툭툭 치게 되는 경우가 많습니다. 이러한 증상이 반복적으로 발생한다면 근막통증증후군을 의심해봐야 합니다.

Q. 담이 자주 걸리는데, 이게 근막통증증후군인가요?

A. 오후만 되면 목, 어깻죽지에 곰 한 마리가 올라탄 기분이 든다고 말씀하시는 분들이 있습니다. 대부분 어깻죽지 혹은 날개뼈, 뒷목이 늘 아프고, 불편한 느낌이 든다고 호소합니다. 우리가 흔히 '담이 걸렸다'라고 표현하는 증상들이 바로 근막통증증후군입니다.

근육이 긴장하면 근섬유가 짧아지면서 딱딱해지고, 누르면 과민한 통증을 유발하는 부위가 발생합니다. 이러한 통증 유발점에 의해 발생하는 근육 통증이 근막통증증후군입니다. 특히 오랫동안 앉아서 생활하면 일자목, 거북목이 될 확률이 큽니다. 그로 인해 목, 어깻죽지, 견갑골 통증 및, 두통, 손, 팔 저림 등이 발생할 수 있습니다. 따라서 증상이 자주 발생한다면, 정확하게 진단받은 뒤 치료해야 합니다.

Q. 근막통증증후군, 어떻게 치료해야 할까요?

A. 근막통증증후군 치료를 위해서는 가장 먼저, 통증을 일으키는 과민화된 근육과 신경을 찾아 풀어주는 근육신경주사를 생각할 수 있습니다. 그다음으로 찜질팩, 초음파 치료, 전기 치료 등의 물리 치료로 통증을 완화하거나 비스테로이드성 소염진통제를 복용할 수 있습니다. 그리고 도수 운동 치료, 체외 충격파 치료 등을 통해 보다 근본적인 치료를 시행할 수 있습니다.

근막통증증후군을 치료하고 재발을 막기 위해 무엇보다 중요한 것은 올바른 생활 습관과 자세입니다. 의자에 앉을 때는 허리와 어깨를 밀착해서 앉는 것이 중요하고, 잘 때는 목의 C자 형태를 만들어주는 베개를 이용하는 것이 좋습니다. 특별하게 좋은 베개는 없습니다. 자고 일어났을 때 목, 어깻죽지가 편안하면 됩니다. 그리고 다리를 꼬는 것, 턱을 자주 괴는 것, 한쪽으로 가방을 메는 것 등과 같은 자세를 피해야 합니다. 컴퓨터를 장

시간 사용할 때는 적어도 10분에 한 번씩은 기지개를 켜는 습관을 들여야 합니다. 또 목 스트레칭, 허리 스트레칭을 습관화하고, 자기 전에는 따뜻한 물로 샤워하거나 찜질팩을 이용해 목과 허리 근육을 풀어주는 것이 좋습니다.

Q. 근막통증증후군은 마사지나 파스 등의 자가 치료로 회복이 안 되나요?

A. 근막통증증후군은 과긴장된 근육이 자꾸 문제를 일으킵니다. 근육의 긴장은 잘못된 생활 습관과 자세에 영향을 받을 수밖에 없습니다. 마사지나 파스 등은 통증이 심하지 않을 때는 효과가 있을 수도 있지만, 만성적으로 통증이 반복될 경우에는 원인이 되는 구조, 근육, 신경 등을 함께 치료하지 않으면 효과가 없습니다. 따라서 증상이 지속되거나, 같은 부위에 반복적으로 통증이 생기거나, 통증에 의해 일상생활에 지장을 초래한다면, 단순히 마사지나 파스만으로 해결할 수 없습니다. 이런 경우에는 더욱 적극적인 치료가 필요합니다. 또한 올바른 자세와 생활 습관을 통해 재발을 막으려는 노력도 필요합니다.

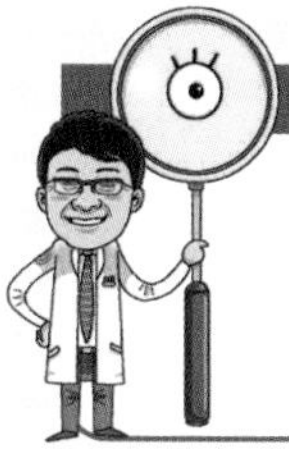

그것이 알고 싶다

어깨 통증

Q. 어깨가 아픈데 MRI를 찍어야 할까요, 초음파를 찍어야 할까요?

A. 어깨 통증 때문에 병원에 갔을 때, 정확한 원인을 파악하기 위해 MRI를 찍어봐야 한다는 말을 들어본 적이 있나요? 이때 '병원에서 돈 벌기 위해 일부러 값비싼 MRI를 권유하는 거 아니야?' 하고 의문을 가질 수 있습니다. X-ray나 CT는 뼈 문제를 잘 관찰할 수 있으며, MRI는 관절이나 힘줄, 연골 등 연부 조직을 잘 관찰할 수 있습니다. 따라서 어깨 통증 원인을 찾을 때는 MRI 촬영을 해야 합니다. 하지만 MRI가 필수는 아닙니다. MRI 대신 어깨 초음파로 진단하기도 합니다.

어깨 초음파를 이용하면 회전근개, 석회, 염증을 모두 확인할 수 있습니다. 따라서 어깨 통증으로 처음 병원을 찾았다면, 초음파 검사를 하는 것이 좋습니다. 최근 논문에 따르면 초음파가 90%의 정확도로 어깨 힘줄 파열을 진단한다고 합니다. 그러므로 회전근개 파열을 진단하기 위해 처음부터 MRI 촬영을 할 필요는 없습니다. 그러나 초음파는 시술자의 경험과 능숙도에 따라 진단을 정확하게 내릴 수도, 놓칠 수도 있습니다. 따라서 반드시 경험이 많은 숙련된 전문의를 통해 진단받는 것이 중요합니다.

또한 초음파를 통해 힘줄 파열이 발견되어 수술적 치료가 필요하다면, 반드시 MRI 촬영을 해야 합니다. MRI를 통해 힘줄 상태 및 근육 위축 상태

그리고 물혹 등과 같은 다른 원인 등을 감별해야 하기 때문입니다. 어깨 초음파의 경우 MRI보다 가격이 저렴하고, 바로 검사할 수 있다는 장점이 있지만, 어깨 관절 내 병변인 슬랩(slap), 방카르트(bankart) 병변 등은 확인하기 어렵습니다. 그런 점에서 위의 질환이 의심된다면, MRI 촬영을 추가로 시행해볼 필요가 있습니다.

Q. X-ray, MRI 등을 확인한 결과, 특별한 이상이 없는데 계속 어깨가 아픕니다. 왜 그럴까요?

A. 필자는 어깨가 아파 내원한 환자에게는 반드시 자신의 손가락을 이용해 아픈 부분을 짚어보라고 합니다. 보통 어깨가 아프면 아픈 위치가 중요한데, 많은 사람이 어깻죽지부터 위팔의 바깥쪽까지를 어깨라고 말하기 때문입니다. 먼저 통증이 발생한 곳이 어깨인지, 어깻죽지인지 판단하는 것이 중요합니다. 만약 어깨 MRI까지도 시행했는데 이상 소견이 없다면, 이는 어깨의 구조적인 문제가 아니라 근막통증증후군, 목 디스크 등과 같이 어깨 통증을 유발하는 다른 원인일 수 있습니다. 따라서 다른 원인은 없는지 다시 한 번 더 정확하게 진단을 받을 필요가 있습니다.

Q. 석회성 건염이 아닌데 체외 충격파 치료를 받으라고 합니다. 체외 충격파가 효과가 있을까요?

A. 체외 충격파 치료는 근골격계의 혈관 생성과 조직의 재생을 유도하는 치료 방법으로, 석회성 건염에만 효과가 있는 것이 아니라 어깨충돌증후군, 회전근개 파열, 오십견 등 여러 어깨 질환의 통증을 줄이는 데 탁월한 효과가 있습니다.

Q. 체외 충격파, 기계마다 차이가 있나요?

A. 체외 충격파는 크게 방사형(radial type)과 집중형(focusing type)이 있습

니다. 먼저 방사형은 피부 표면 가까이에서 최대 에너지를 발생시켜 피부 표면에서부터 깊어질수록 에너지가 소실되는 방식입니다. 그만큼 연부 조직 수준에서의 치료 효과, 즉 피부 표면과 가까운 통증 지점을 해결할 때 효과적입니다. 병변이 피부에서 가까이에 있는 팔꿈치, 발목 부위에 적합합니다.

집중형은 쉽게 말해, 충격파의 파장이 한 지점으로 모이는 방식입니다. 병변 깊숙이 충격파가 전달되기 때문에 치료 효과가 뛰어납니다. 압전기 방식, 전자기 방식, 전기 수압 방식이 있습니다. 이 중에서 가장 안정적으로 꾸준한 충격파를 만들어내고, 환자의 통증이 적으며, 작동 소음이 작은 전자기 방식이 가장 좋다고 알려져 있습니다.

간혹 충격파 기기가 도니*사의 기기가 맞는지 확인하는 분들이 있습니다. 도니*사의 기기는 집중형 중에서 전자기 방식입니다. 전 세계적으로 가장 많이 사용하는 전자기 방식의 체외 충격파 기기는 스위스 스톨* 사의 기기입니다.

치료를 받을 때는 방사형과 집중형, 두 가지 타입 모두 갖추어진 병원을 찾는 것이 좋습니다. 병변이 깊이 있다 하더라도 그 주변 조직들이 이차적인 변화를 겪으면서 통증의 원인이 되기 때문입니다. 따라서 처음에는 집중형을 이용해 병변 부위를 치료하고, 그 뒤에 방사형을 이용해 병변 주위 조직을 치료해야 합니다. 제대로 된 병원은 두 가지 타입의 충격파 기기를 모두 갖추어놓고 치료를 진행합니다.

Q. 어깨 수술을 한 뒤 찜질을 해도 괜찮을까요?

A. 감염 여부가 가장 중요합니다. 수술은 조직에 상처를 주는 것으로, 몸은 염증 반응을 통해 상처를 회복시키고자 스스로 노력합니다. 수술 직후에는 열이 가해져 염증이 더 심해질 수 있는 온찜질보다 냉찜질을 하는 것이 좋습니다. 실밥을 제거한 이후에는 어깨 근육을 이완시켜주고, 혈관 확

장을 통해 혈액 순환을 개선해주는 온찜질을 하는 것이 좋습니다. 이때 너무 뜨겁게 해서는 안 됩니다. 수술로 인해 피부 감각이 둔해졌기 때문에 화상 위험이 있을 수 있습니다. 온찜질을 할 경우, 고열로 인한 화상을 입지 않도록 조심해야 합니다.

Q. 어깨 수술 후 외전 보조기를 꼭 착용해야 하나요?

A. 회전근개 봉합술을 시행한 이후에는 4~6주 동안 외전 보조기를 착용해야 합니다. 힘줄이 뼈에 완전히 붙어 하나가 될 때까지는 시간이 필요합니다. 따라서 그 시간 동안 어깨 근육을 사용하면 근육이 수축하면서 봉합술로 고정해놓은 부착부에 당겨지는 힘이 자꾸 가해집니다. 힘줄 회복에 나쁜 영향을 주면 재파열이 될 수도 있습니다. 따라서 수술 후에 외전 보조기를 잘 착용하는 것이 매우 중요합니다.

그리고 재활 운동은 수술 후 2~4주 사이에 수동적 운동으로 시작해야 합니다. 의사마다 재활에 대한 생각이 다르므로 주치의와 잘 상의해야 합니다. 보통 수동적 운동은 병원에서는 CPM이라는 기계를 이용하고, 집에서는 도르래 및 막대를 이용할 수 있습니다. 수동적 운동을 시행해 어깨 운동 범위가 수술 이전 상태로 회복된다면, 이후에는 능동적 운동을 시행해야 합니다. 수술 후 3개월부터는 고무줄을 이용해 근력 운동을 하는 것이 좋습니다. 회전근개 봉합술을 시행하고 난 후에는 외전 보조기 착용은 물론, 재활 운동의 시기 및 순서도 매우 중요합니다. 종종 욕심을 부려 처음부터 수술한 어깨에 힘을 주며 능동적 운동을 하는 환자도 있습니다. 이런 행동은 절대적으로 삼가야 합니다. 반드시 주치의와 상의하여 수동적 운동을 시행하고, 운동 범위가 회복된 이후에 능동적 운동을 시행해야 합니다.

Q. 어깨가 아파서 마사지를 자주 하는데, 효과가 있을까요?

A. 만약 어깨 통증의 원인이 근육으로 인한 근막통증증후군이라면 마사지

를 하는 것이 어느 정도 효과가 있을 수 있습니다. 그러나 오십견, 회전근개 파열, 어깨충돌증후군, 일자목, 거북목 등과 같이 어깨의 구조적인 문제가 있는 분들은 아무리 마사지를 해도 효과가 그때뿐이고, 다시 똑같은 증상을 경험할 수 있습니다. 통증 치료는 치료할수록 통증 감소가 나타나야 치료 효과가 있다고 판단합니다. 마사지를 지속적으로 해도 통증이 호전되지 않는다면 반드시 정형외과에 내원하여 보다 정확한 진단을 통해 치료를 받아야 합니다.

Q. 어깨가 아파 여러 병원을 갔는데, 어떤 곳은 목 때문에, 어떤 곳은 어깨 때문이라고 합니다. 대체 어디가 문제일까요?

A. 어깨 통증의 원인은 목에서 오는 목 디스크, 어깨에서 오는 어깨충돌증후군, 석회성 건염, 오십견, 회전근개 파열, 근막통증증후군이 있습니다. 통증의 원인이 한 가지인 경우도 있고, 여러 가지가 섞여 있는 경우도 있습니다. 즉 처음에는 한 가지 원인으로 치료하며 통증이 50% 좋아졌지만 그 이상 호전이 없는 경우, 목 디스크로 인해 통증이 겹쳐서 나타나는 경우도 있습니다. 따라서 치료를 하면서 통증의 호전 여부를 관찰하는 것이 매우 중요합니다.

목 디스크는 낮이나 밤이나 통증 차이가 없고, 팔을 어깨 위로 들수록 통증이 호전되어 잠을 잘 때 팔을 들고 자게 되며, 어깨의 움직임과 상관없이 통증이 나타나고, 손까지 저린 증상이 주로 나타납니다.

어깨가 원인인 경우, 어깨를 움직일 때 주로 아프고, 낮보다 밤에 더 아프며, 견갑골 뒤쪽 혹은 어깨 상완부 바깥쪽 통증을 주로 호소하게 됩니다.

근막통증증후군은 오후만 되면 어깻죽지가 무겁고 아프며, 두통이 오기도 하고 팔 전체가 저린 증상이 나타납니다. 그러므로 가장 먼저 어깨 통증 위치를 정확하게 파악해 치료하고, 통증 치료 호전 여부를 판단하면서 다른 원인은 없는지 살펴보는 것이 중요합니다.

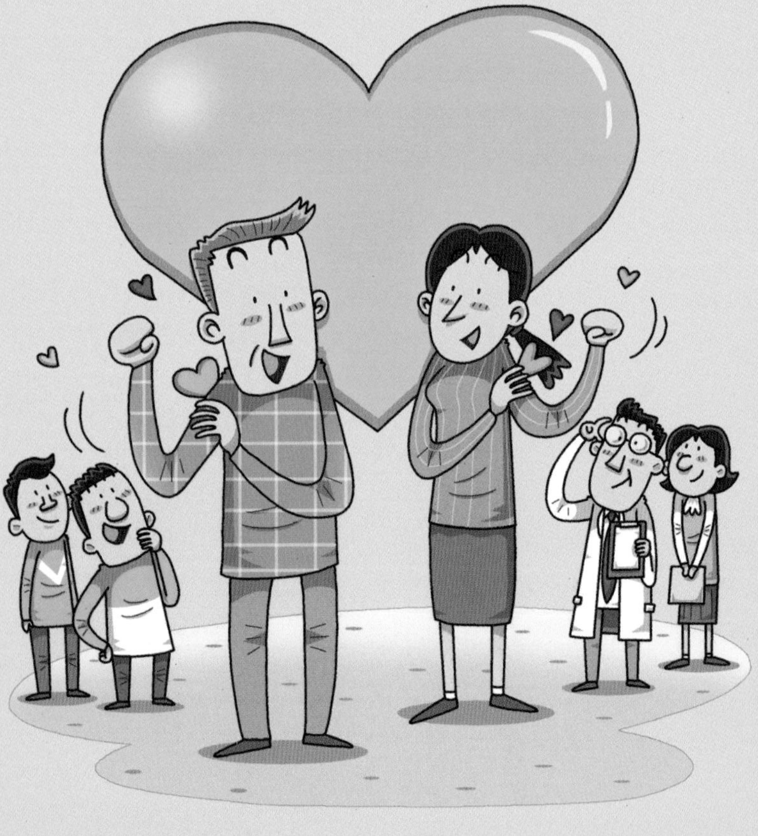

PART
7

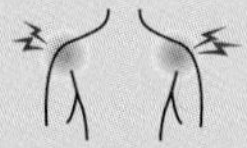

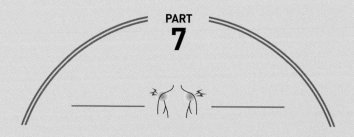

꾸준히 한 어깨 운동, 열 치료 안 부럽다

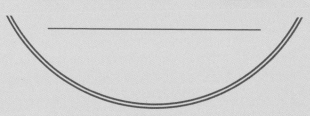

chapter 01

적어도 하루 5분은 운동에 투자하자

건강한 어깨를 유지하려면 운동을 꾸준하게 해야 한다. 하지만 모든 운동이 어깨에 도움이 되는 것은 아니다. 어깨를 90도 이상 올려 반복적으로 사용하는 운동은 어깨에 좋지 않다. 테니스, 배드민턴, 야구, 배구, 탁구 등은 어깨에 부담이 되는 운동이다. 어깨에 도움이 되는 운동으로는 수영(평영), 회전근개 근력 강화 운동 등이 있다. 지금 자신의 상태가 어떤지에 따라 시행해야 할 어깨 운동이 조금씩 달라진다.

어깨 운동을 할 때 다음과 같이 세 가지 목적으로 분류해 시행할 수 있다.

- 어깨 통증을 예방하고 싶을 때

- 어깨 통증이 있을 때
- 어깨 수술 후 재활이 필요할 때

운동은 정확한 요령에 따라 규칙적으로, 꾸준하게 해야 한다. 최소 하루 5분은 운동에 투자하자. 이때, 운동 후에 통증을 일으킬 정도로 무리를 해서는 안 된다. 지나친 운동은 안 하는 것보다 더 나쁜 결과를 초래할 수도 있다. 운동 전과 후에는 충분히 스트레칭을 하고, 운동 후에는 찜질팩, 사우나 등을 통해 근육을 풀어주는 것이 좋다.

chapter 02

어깨 통증을 예방하고 싶을 때 하는 운동

평소 어깨 통증에 관심이 많은 환자들은 어깨 통증을 예방하려면 어떤 운동을 해야 하는지 묻곤 한다. 가장 기본적인 것은 스트레칭과 근력 운동이다. 스트레칭은 근육을 이완시켜주고, 근력 운동은 근육에 일정한 무게를 주어 근육량을 늘림으로써 근육의 힘을 강화시켜 준다.

1) 스트레칭

① 팔 늘어뜨려 원 그리기

어깨 관절 주위의 인대와 근육의 긴장을 이완시키는 운동이다. 팔을 앞뒤, 좌우로 가볍게 흔들거나 돌리면서 어깨 주위 근육 등을 이완시켜주는 것이 중요하다.

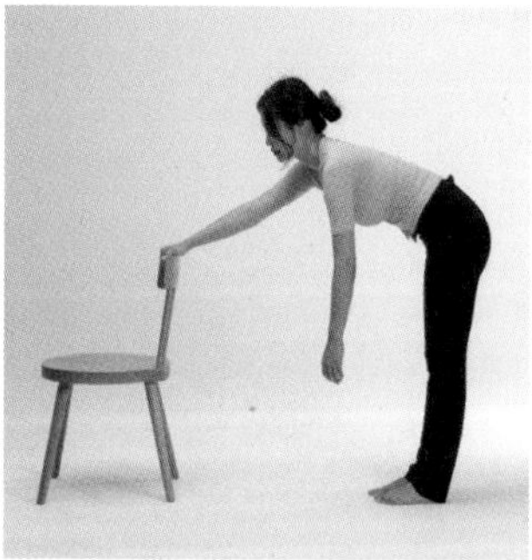

1. 한쪽 팔로 의자를 잡고 허리를 90도 정도로 숙인다.

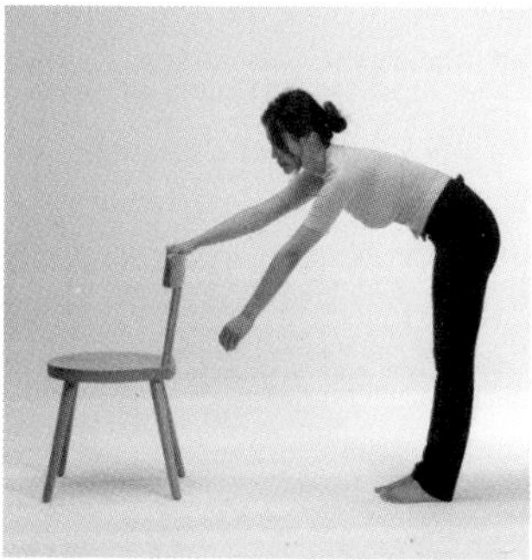

2. 반대쪽 팔은 어깨 힘을 빼고 바닥 쪽으로 늘어뜨린다.

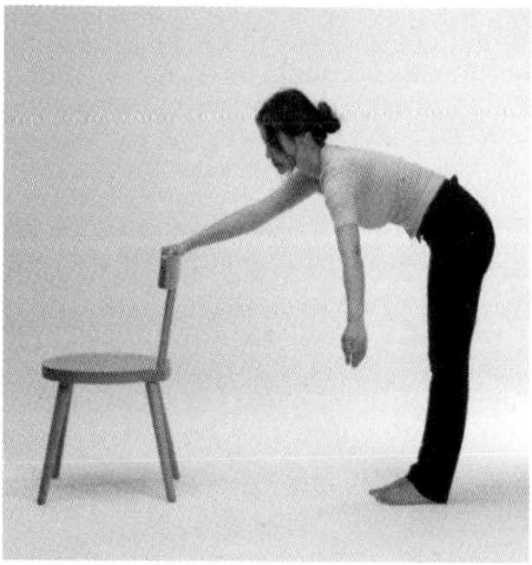

3. 추를 돌리는 것처럼 팔을 빙빙 부드럽게 돌린다.

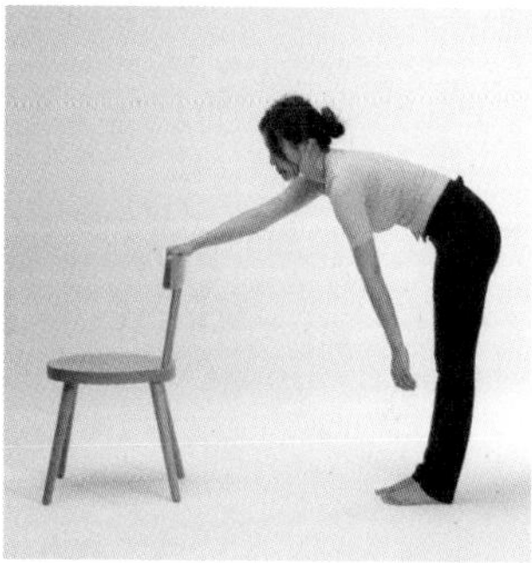

4. 시계 방향으로 10~20회, 반시계 방향으로 10~20회 반복한다.

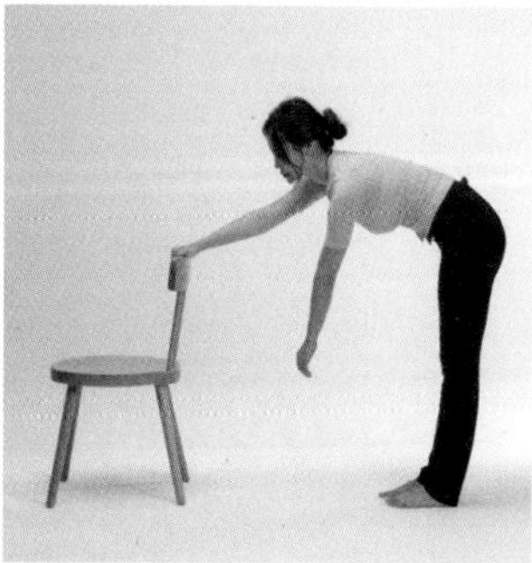

5. 하루 10~20회, 2~3세트 반복한다.

위에서 본 모습

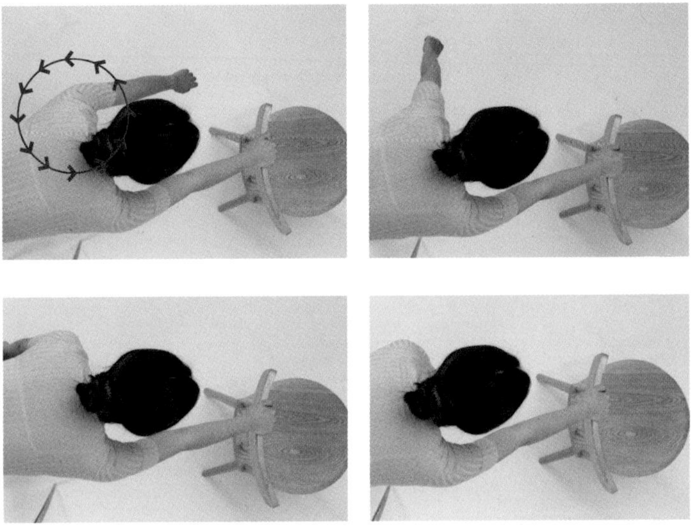

② 막대를 이용하여 팔 들어 올리기

막대를 이용하면 관절의 가동 범위가 더 커진다.

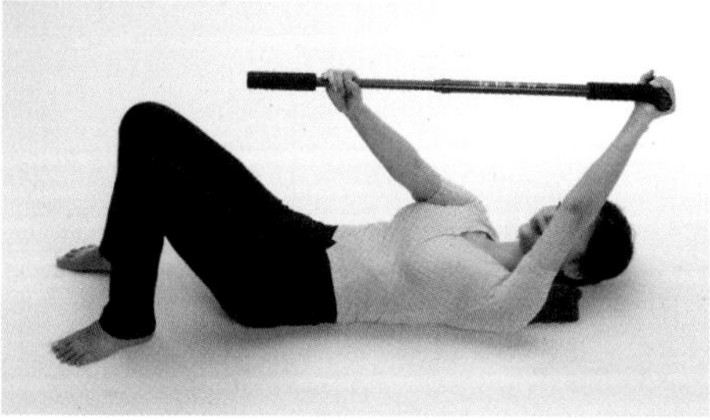

1. 양쪽 무릎을 세우고 똑바로 누운 뒤 한쪽 손으로 막대 아랫부분을, 반대쪽 손으로 막대 윗부분을 잡는다.

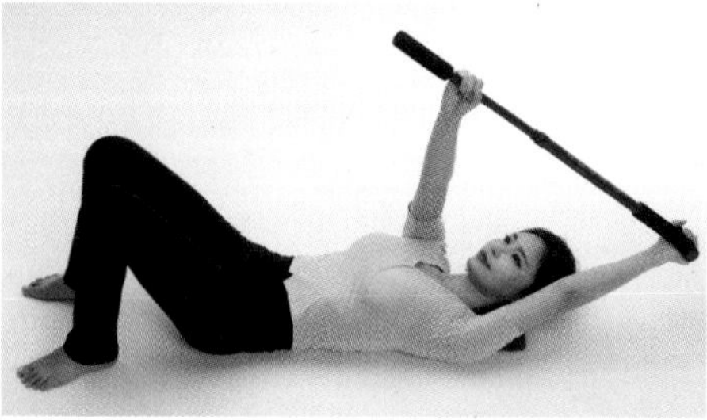

2. 막대 아래쪽 팔을 이용해 통증이 느껴지지 않을 정도까지 밀어 올린 뒤 그 상태에서 5초간 멈추었다가 천천히 내린다.

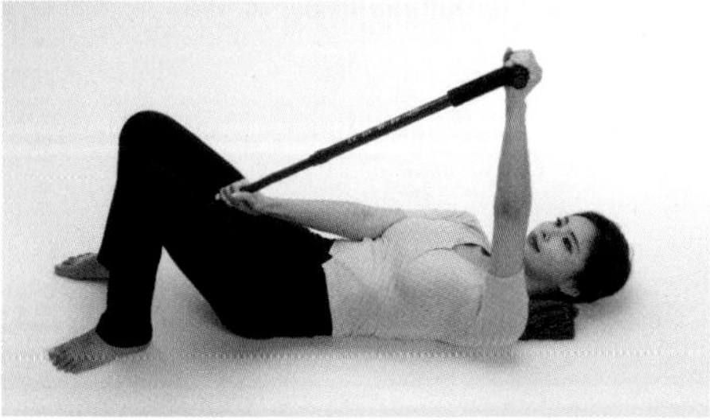

3. 하루 10~20회, 2~3세트 반복한다.

③ 수건을 이용하여 팔을 등 뒤로 올리기 ☆ 추천운동

수건을 이용하여 어깨의 내회전 운동을 하는 것으로, 수건을 잡은 위쪽 팔을 이용하여 아래쪽 팔을 등 뒤에서 위로 당기며 시행한다.

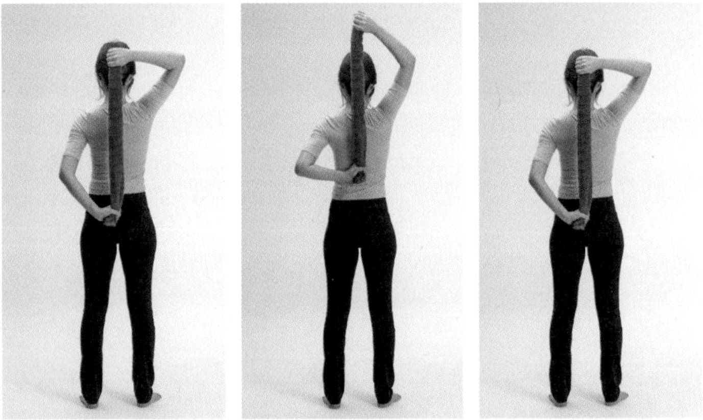

1. 수건을 등 뒤로 잡는다. 한쪽 팔은 수건 위쪽을, 반대쪽 팔은 아래쪽을 잡는다.
2. 수건 위쪽을 잡은 팔을 위로 당기면 아래쪽 팔이 당겨진다.
3. 팔을 최대한 올린 상태에서 5초간 멈추었다가 천천히 내린다.
4. 하루 10~20회, 2~3세트 반복한다.

옆에서 본 모습

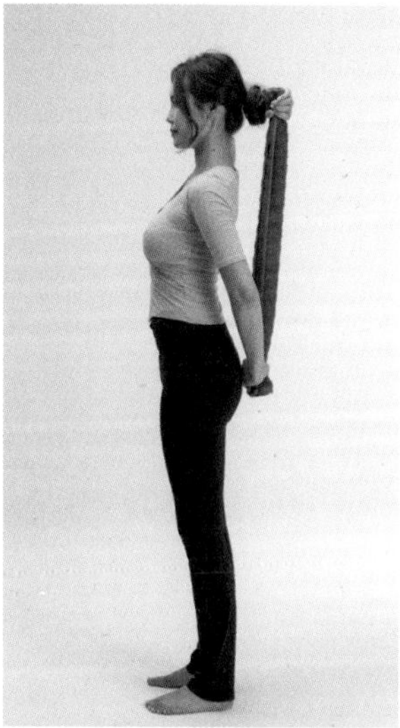

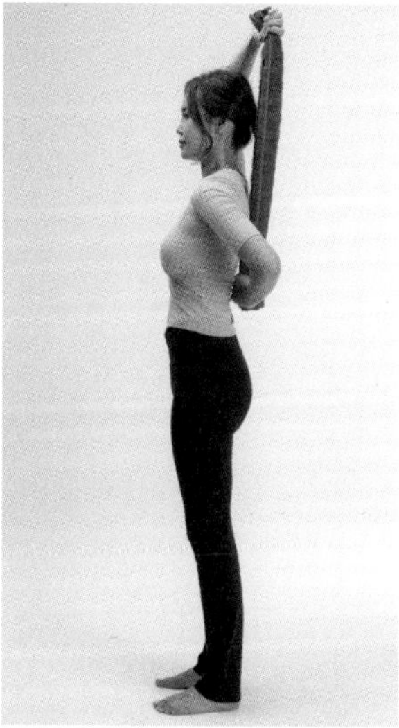

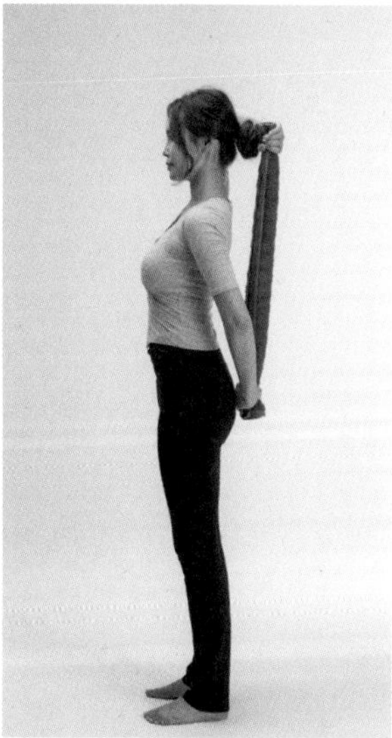

④ 손 모으고 어깨 위로 올리기 ☆추천운동

일을 하다가도 쉽게 따라 할 수 있는 동작으로, 간단하면서도 근육을 이완시킬 수 있는 좋은 스트레칭 방법이다.

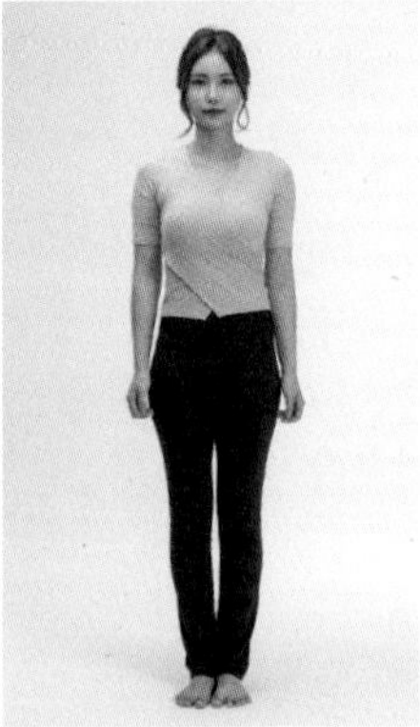

1. 바르게 선다.

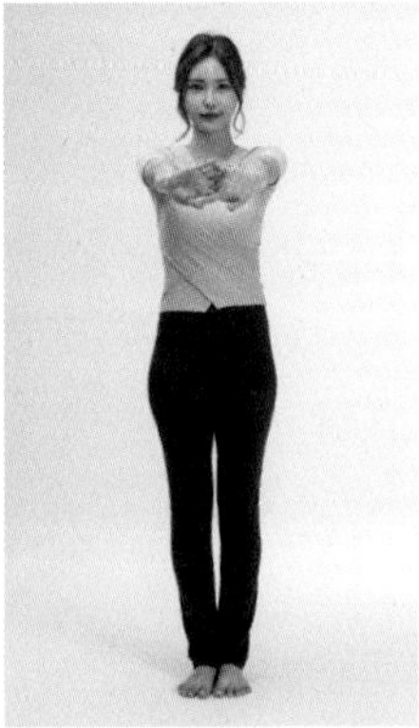

2. 양손을 모으고 손바닥이 밖으로 향하게 한다.

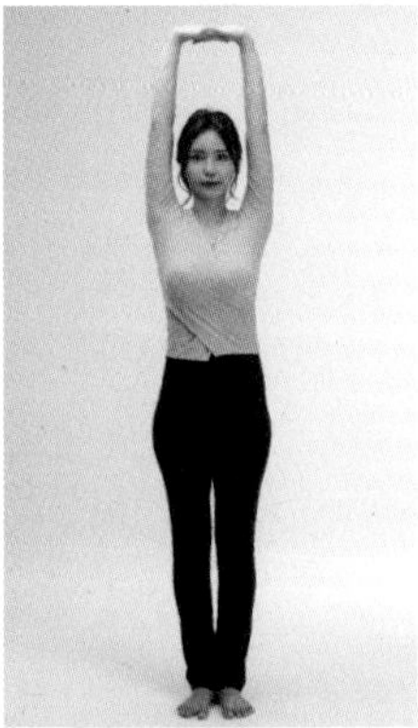

3. 팔을 천천히 위로 뻗은 뒤 5초간 유지한다.

옆에서 본 모습

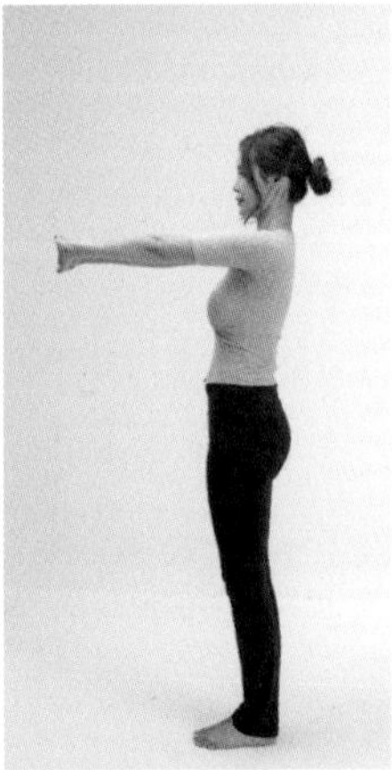

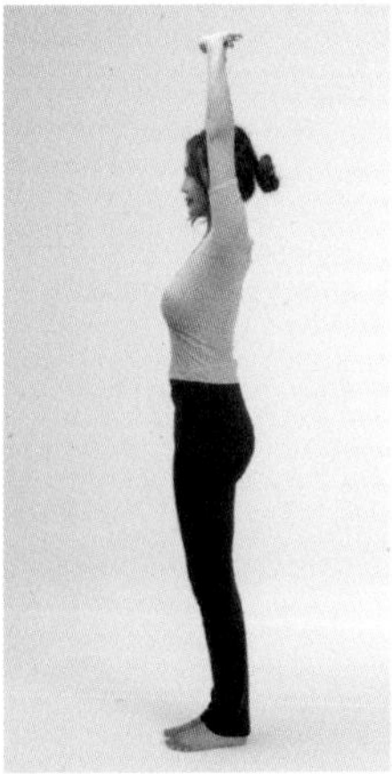

4. 팔을 다시 천천히 앞으로 내린다.

5. 하루 10~20회, 2~3세트 반복한다.

⑤ 어깨 으쓱으쓱하기

승모근은 목에서부터 어깨, 등까지 연결되어 있으며, 목과 어깨 통증을 일으키는 중요한 근육이다. 가볍게 승모근을 풀어줌으로써 목과 어깨 근육의 긴장을 이완시킬 수 있다.

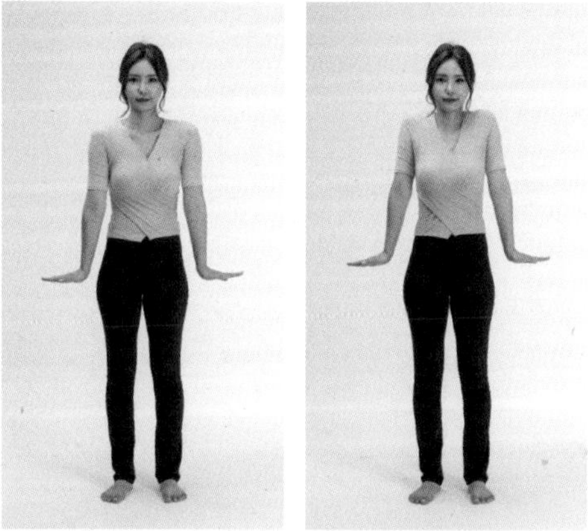

1. 양발을 어깨너비 정도로 벌리고 선다.
2. 숨을 천천히 들이마시면서 양쪽 어깨를 위쪽으로 올리며 뒤쪽으로 젖힌 뒤 5초간 유지한다.

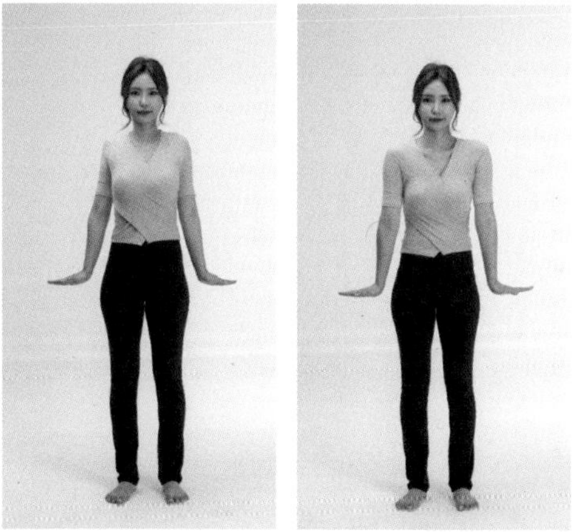

3. 숨을 천천히 내쉬면서 처음 자세로 돌아간다.
4. 하루 10~20회, 2~3세트 반복한다.

⑥ 한쪽 팔을 반대쪽 어깨에 닿기 ☆추천운동

어깨 뒤쪽에 있는 근육들을 이완시켜 주는 동작이다.

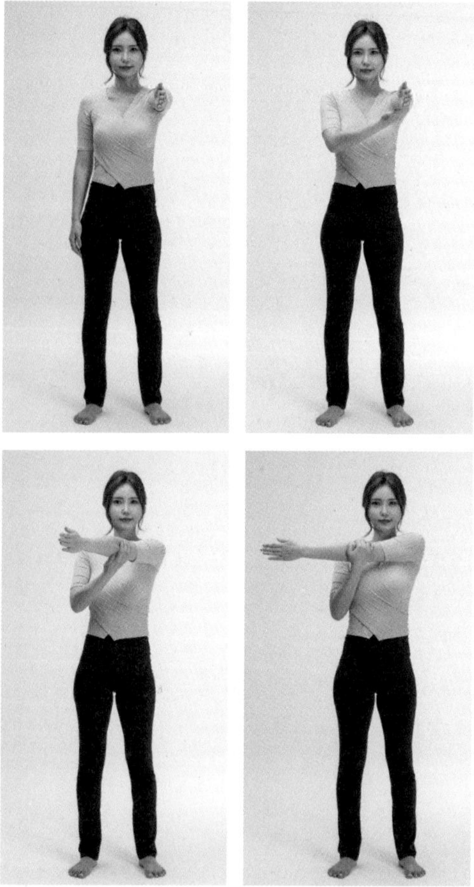

1. 한쪽 팔을 앞으로 쭉 뻗는다.
2. 반대 팔로 손목 혹은 팔꿈치를 잡는다.
3. 쭉 뻗은 팔이 반대편 어깨에 닿을 만큼 지긋이 당겨준다.
4. 반대쪽도 같은 방법으로 실시하며, 하루 10~20회, 2~3세트 반복한다.

열에서 본 모습

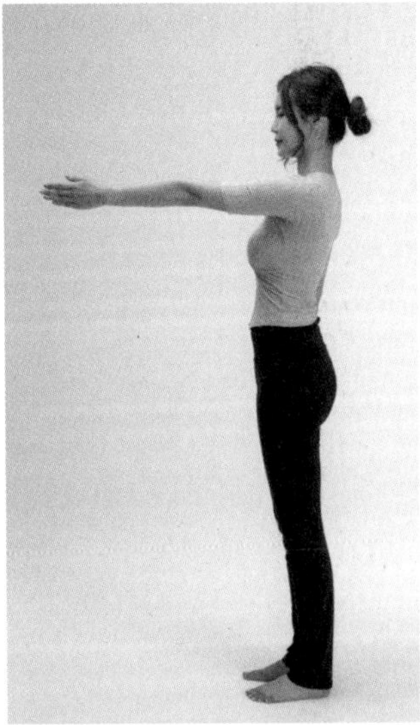

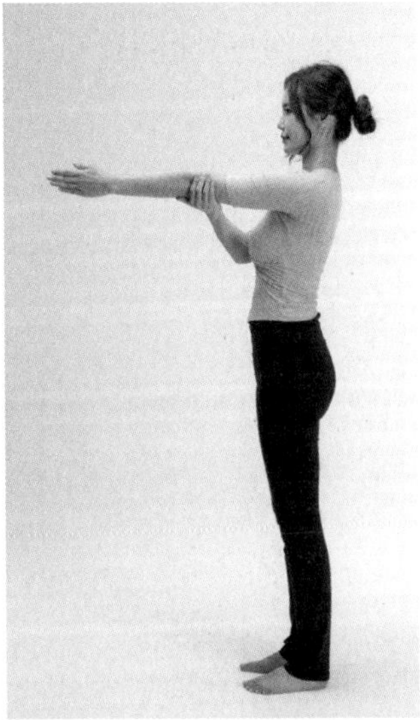

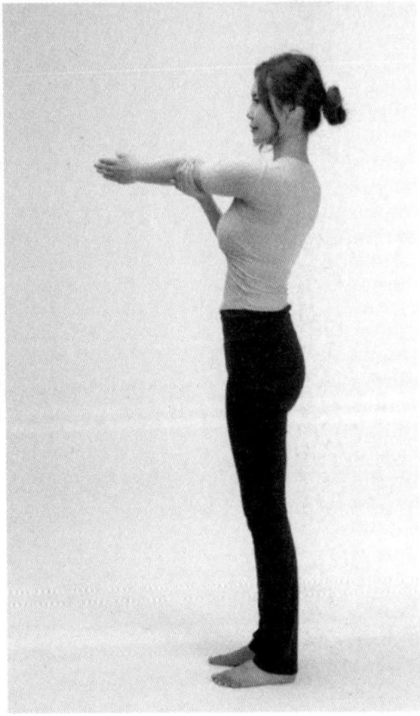

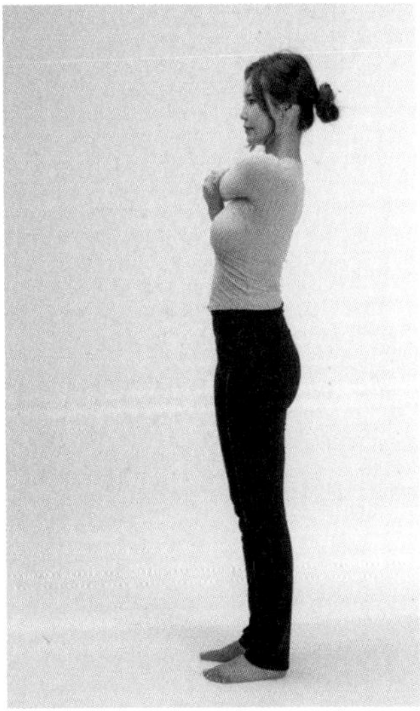

⑦ 의자 이용하여 허리 숙이기

목, 어깨 근육은 물론, 등 근육을 이완시켜주는 동작이다.

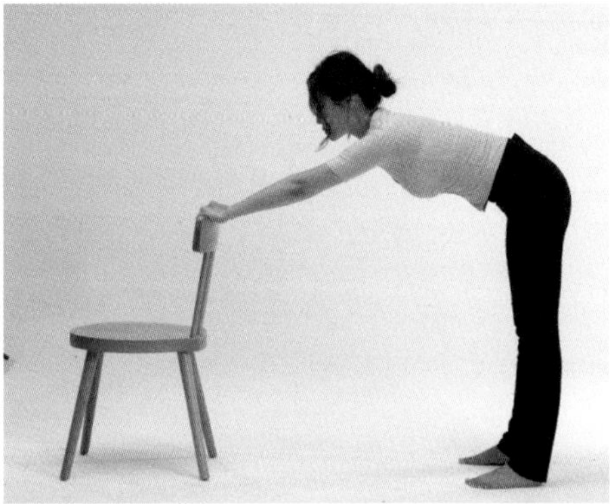

1. 허리를 숙여 손으로 의자를 잡을 수 있는 만큼 떨어진 위치에서 양발을 벌리고, 양손으로 의자를 잡는다.

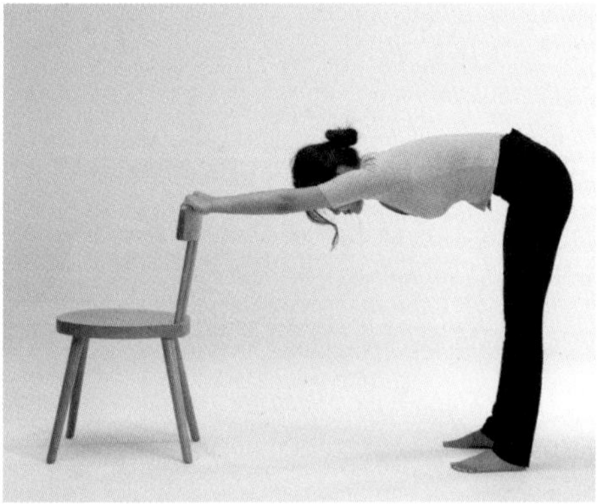

2. 상체를 천천히 숙이며 팔, 어깨, 등, 허리가 일자가 되게 한다.
3. 하루 10~20회, 2~3세트 반복한다.

⑧ 어깨로 원 그리기

어깨 관절 전체를 이완시켜주는 동작이다.

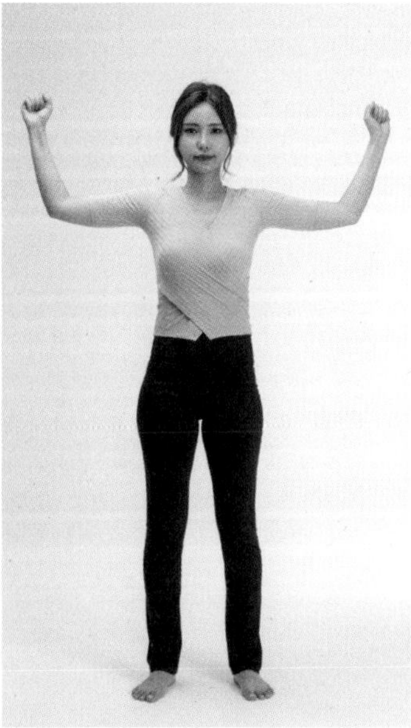

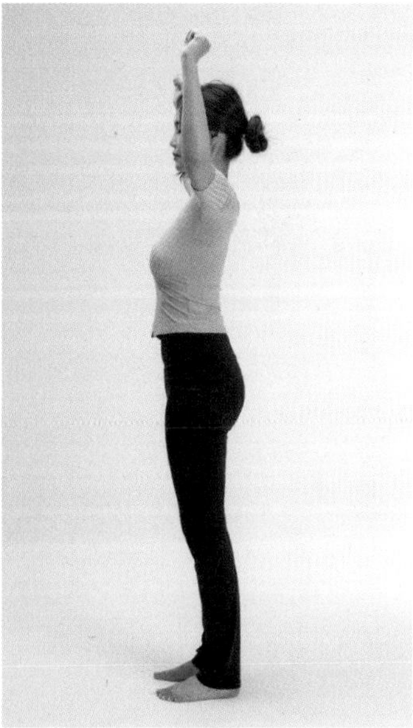

1. 양측 팔꿈치를 90도로 접어 어깨 위로 들어 올린다.
2. 그 상태에서 어깨를 앞으로 한 번, 뒤로 한 번 원을 그리며 돌린다.
3. 하루 10~20회, 2~3세트 반복한다.

옆에서 본 모습

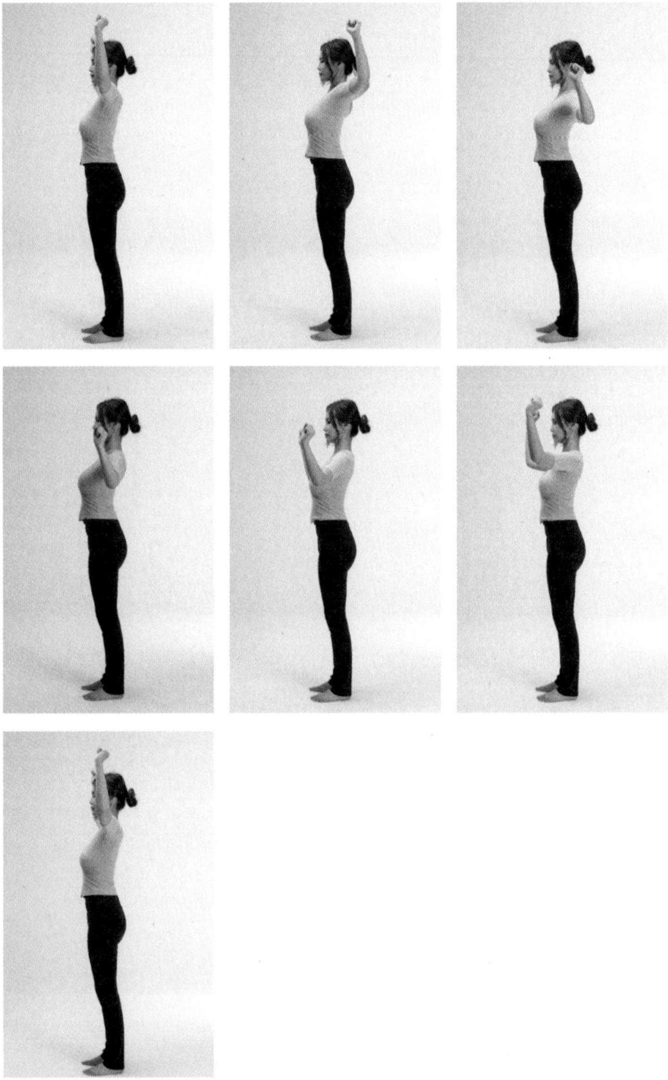

2) 회전근개 근력 강화 운동

고무줄을 이용하여 근력 운동을 할 때는 하루에 3번 이상, 각각 10~15회 반복한다. 두 번째 자세는 5~10초간 유지한다. 천천히, 느린 속도로 하고 몸의 반동을 이용하지 않는다. 다시 첫 번째 자세로 돌아갈 때는 고무줄의 탄성에 저항하면서 천천히 원위치로 돌아간다. 모든 운동은 느리게, 일정한 속도로 시행한다. 운동 전에는 온찜질, 운동 후에는 냉찜질을 하면 도움이 된다.

① **내회전 운동**(안쪽으로 돌리기)

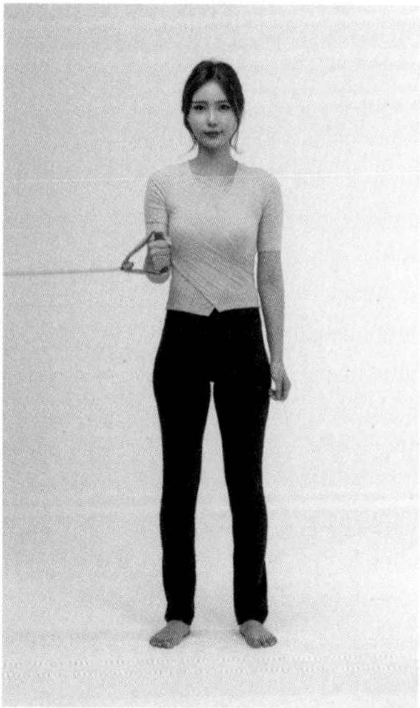

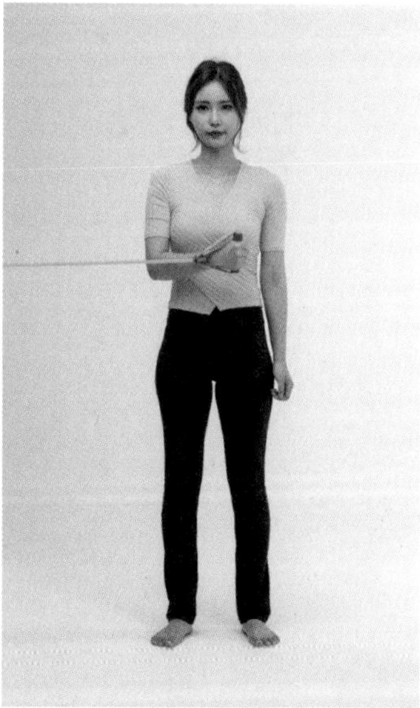

1. 고무줄의 길이가 30~50㎝ 정도 되게 하고, 허리 높이로 문에 단단히 묶어 고정한다.
2. 팔꿈치가 직각인 상태에서 고무줄을 잡고 겨드랑이에 작은 수건을 낀다.
3. 고무줄을 배 쪽으로 서서히 당긴다.
4. 통증이 없는 정도까지 당기고, 최대 위치에서 5~10초간 머문 뒤 천천히 원 상태로 돌아간다.
5. 하루 10~20회, 2~3세트 반복한다.

TIP 고무줄을 바깥쪽으로 당길 때 최대 위치에서 겨드랑이에 낀 수건이 떨어지면 안 된다.

② 외회전 운동(바깥으로 돌리기)

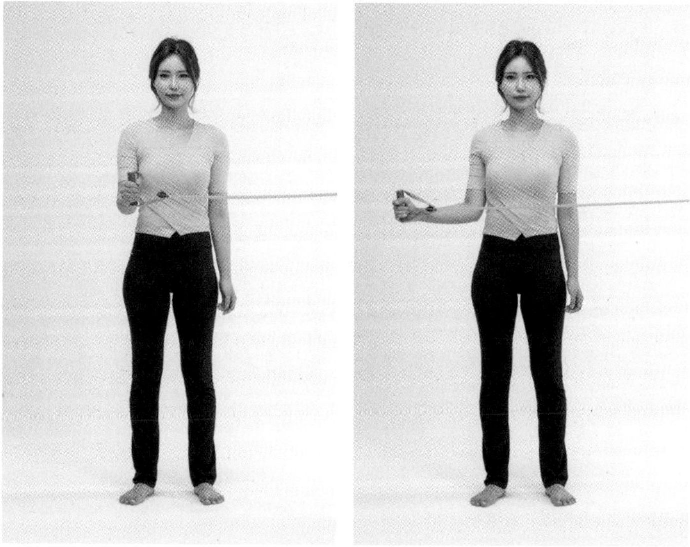

1. 내회전 운동과 반대 위치에 고무줄을 고정한다.
2. 팔꿈치가 직각인 상태에서 고무줄을 잡고 겨드랑이에 작은 수건을 낀다.
3. 고무줄을 몸의 바깥쪽으로 서서히 당긴다.
4. 통증이 없는 정도까지 당기고, 최대 위치에서 5~10초간 머문 뒤 천천히 원 상태로 돌아간다.
5. 하루 10~20회, 2~3세트 반복한다.

TIP 고무줄을 바깥쪽으로 당길 때 최대 위치에서 겨드랑이에 낀 수건이 떨어지면 안 된다.

③ 전방 굴곡 운동(앞으로 올리기)

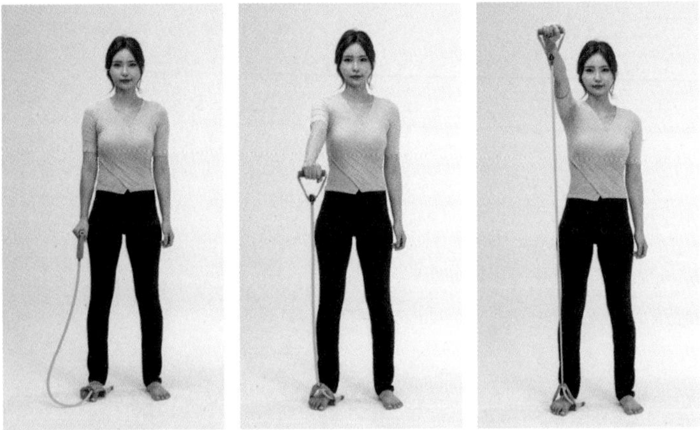

1. 고무줄 끝을 발로 밟아 고정한다.
2. 고무줄의 반대쪽 끝을 잡고 엄지가 위로 향하게 하여 만세를 하듯 아픈 팔을 60~90도 정도 들어 올린다.

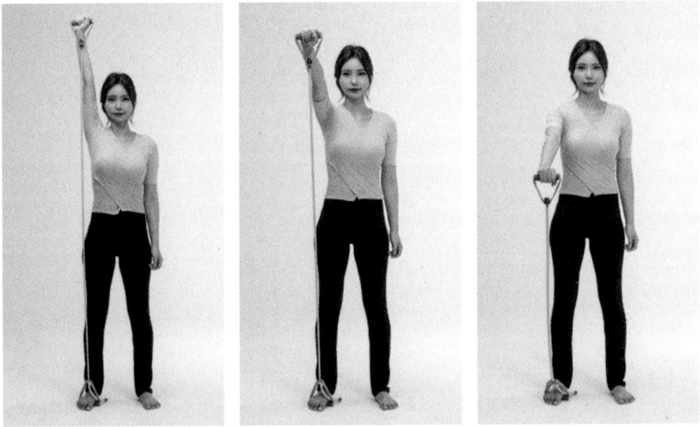

3. 통증이 없는 정도까지 들어 올려 5~10초간 유지한 뒤 천천히 원상태로 돌아간다.
4. 하루 10~20회, 2~3세트 반복한다.

옆에서 본 모습

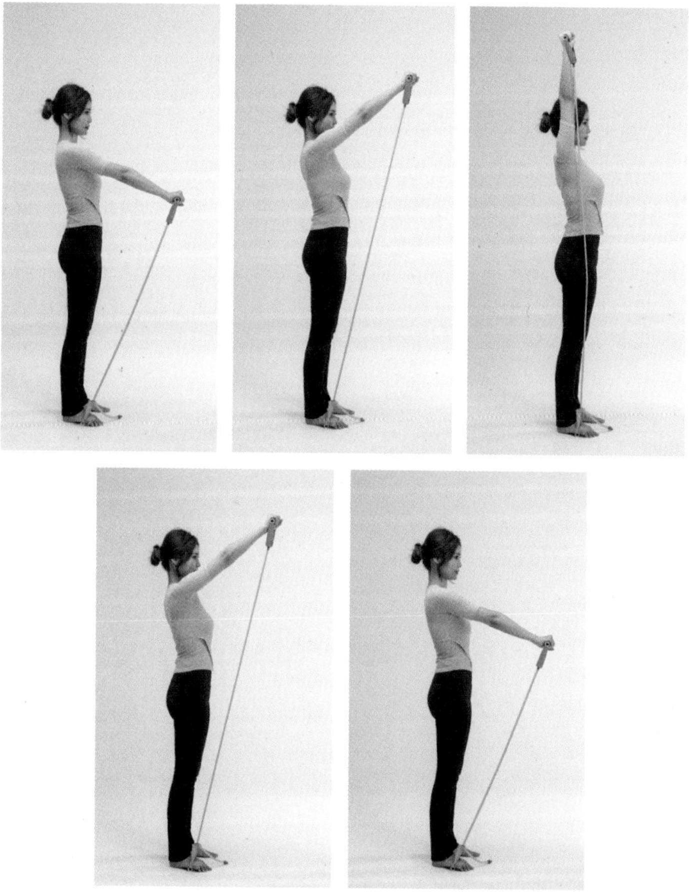

④ 외전 운동(옆으로 벌리기)

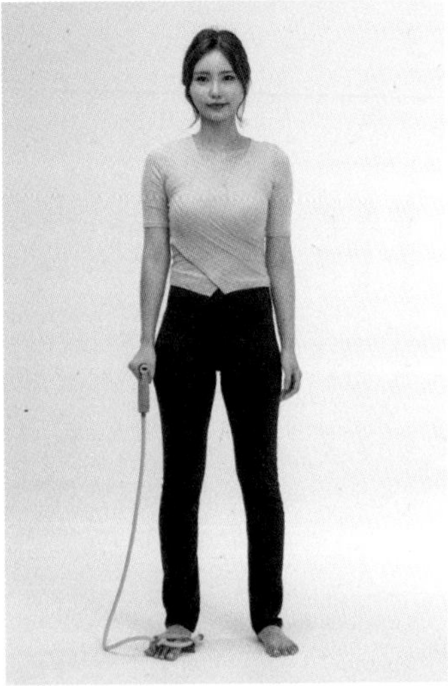

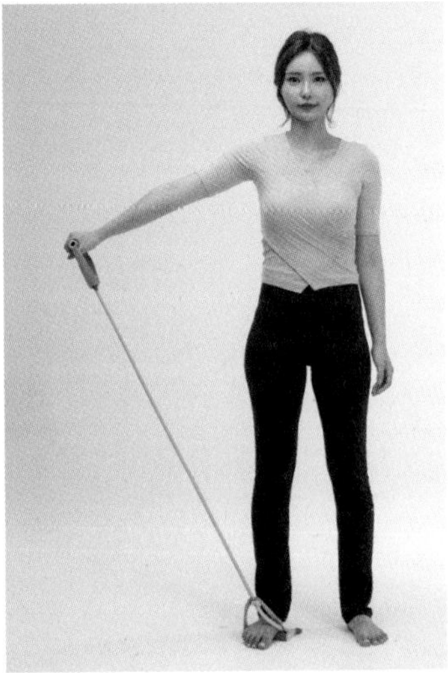

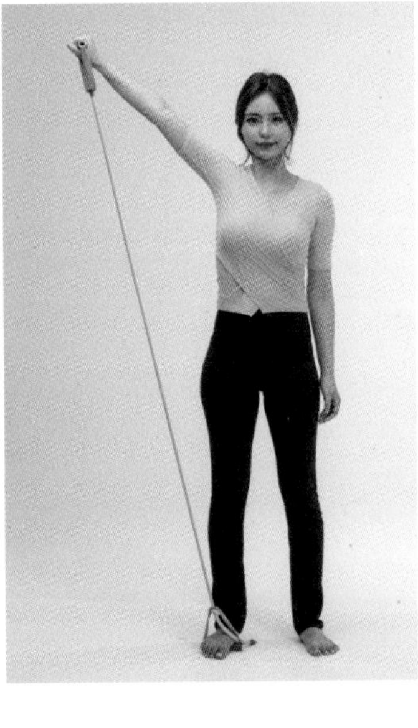

1. 고무줄 끝을 발로 밟아 고정한다.
2. 고무줄의 반대쪽 끝을 잡고 아픈 팔을 옆으로 올린다.
3. 통증이 없는 정도까지 들어 올려 5~10초간 유지한 뒤 천천히 원상태로 돌아간다.
4. 하루 10~20회, 2~3세트 반복한다.

3) 어깨 주변 근육 근력 강화 운동

① 벽 짚고 팔 굽혀 펴기

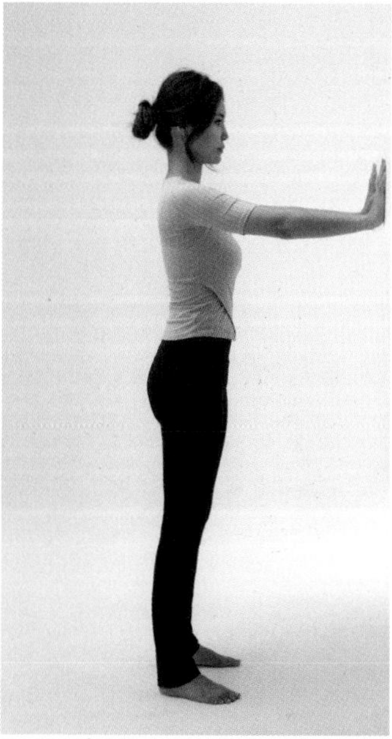

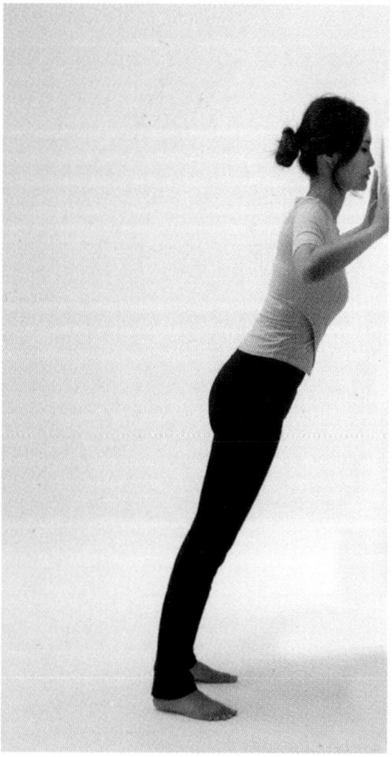

1. 팔 길이만큼 벽에서 떨어져 벽을 마주 보고 선다.
2. 팔꿈치를 구부리며 상체를 벽 쪽으로 가까이 숙이고 5~10초간 버틴 뒤 천천히 원상태로 돌아간다.
3. 하루 10~20회, 2~3세트 반복한다.

② 의자에서 몸 들어 올리기

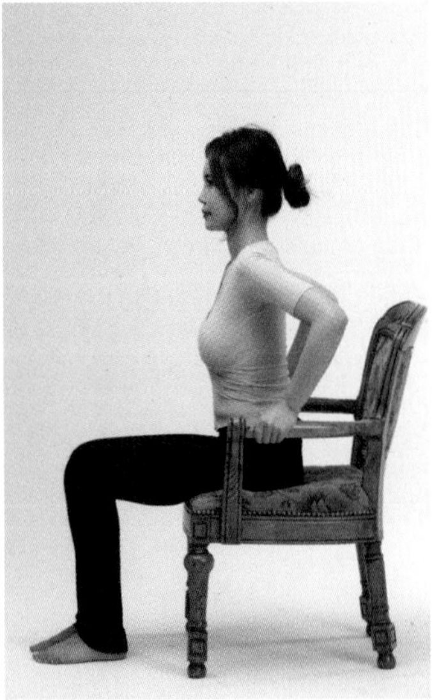

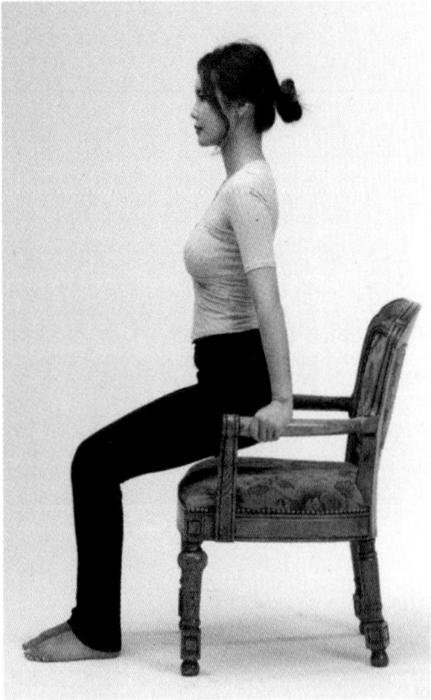

1. 의자에 바르게 앉는다.
2. 의자 손잡이를 잡고 몸을 들어 올려 5초간 버틴 뒤 천천히 원상태로 돌아간다.
3. 하루 10~20회, 2~3세트 반복한다.

chapter 03

어깨 통증이 있을 때 하는 운동

어깨 통증을 유발하는 대표적인 질환으로는 어깨충돌증후군, 석회성 건염, 오십견, 회전근개 파열이 있다. 어깨 관절은 360도 관절 가동 범위를 가진 유일한 관절이다. 따라서 질환에 따라 통증이 있을 뿐만 아니라, 어깨의 운동 범위가 감소한다.

어깨 통증이 있는 사람은 우선 스트레칭을 시작하고, 통증이 사라지면 근력 운동을 하는 것이 좋다. 만약 근력 운동을 하다가 다시 통증이 발생하면 스트레칭으로 돌아가야 하며, 이후 통증이 호전되면 다시 근력 운동을 시행해야 한다. 운동 전에는 온찜질을, 운동 후에는 냉찜질을 하는 것이 도움이 된다.

1) 스트레칭

① 손을 머리 뒤쪽에 두고 어깨 젖히기

아무 도구 없이 가볍게 할 수 있는 동작으로, 수시로 하면 어깨 관절 운동 범위를 늘리는 데 도움이 된다.

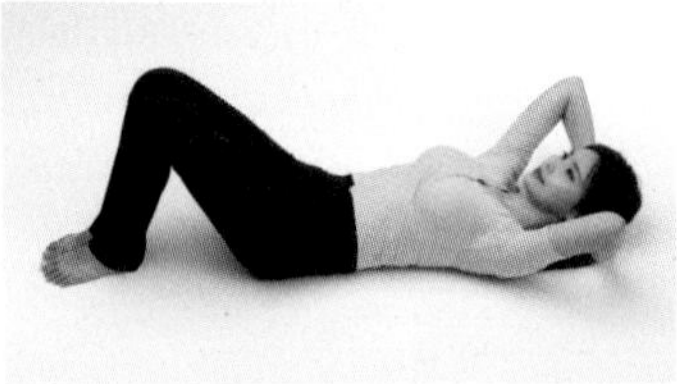

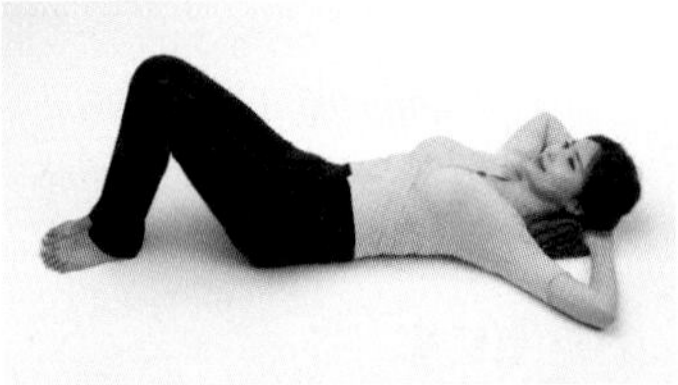

1. 낮은 베개를 베고 바닥에 눕는다.
2. 무릎을 가볍게 굽히고, 양손은 머리 뒤쪽에서 깍지를 낀다.
3. 어깨를 뒤로 젖힌 상태로 3~5초간 유지한다.
4. 하루 10~20회, 2~3세트 반복한다.

② 손목 잡고 안쪽 돌리기 ☆추천운동

오십견 등으로 관절낭이 유착된 경우, 뒤쪽의 유착된 관절낭을 이완시켜 운동 범위를 늘릴 수 있는 동작이다.

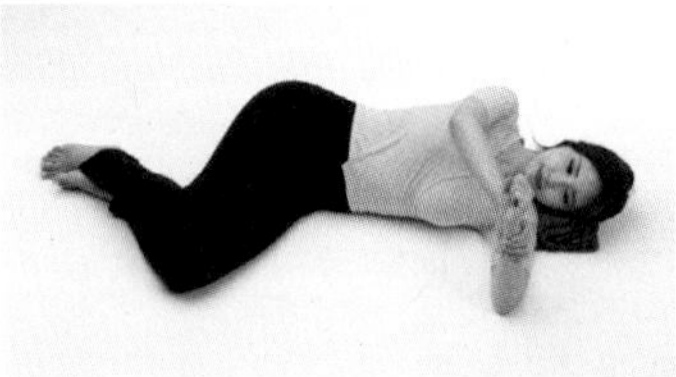

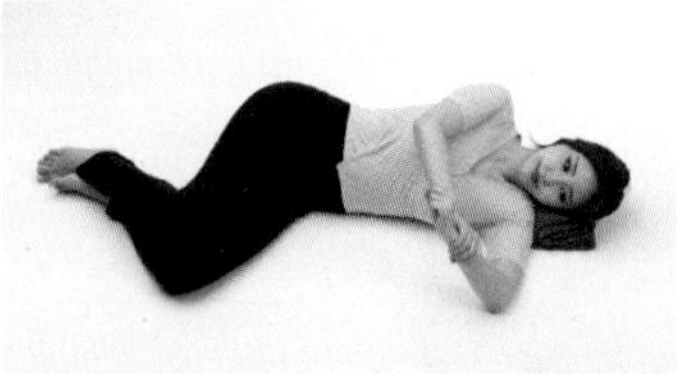

1. 어깨높이 정도의 베개를 베고, 아픈 어깨가 바닥으로 향하도록 옆으로 눕는다.
2. 팔꿈치를 90도로 구부린 뒤 반대쪽 손으로 아픈 어깨의 손목을 잡고 바닥으로 누르며 스트레칭한다. 이때, 팔꿈치가 움직이지 않도록 하는 것이 중요하다.

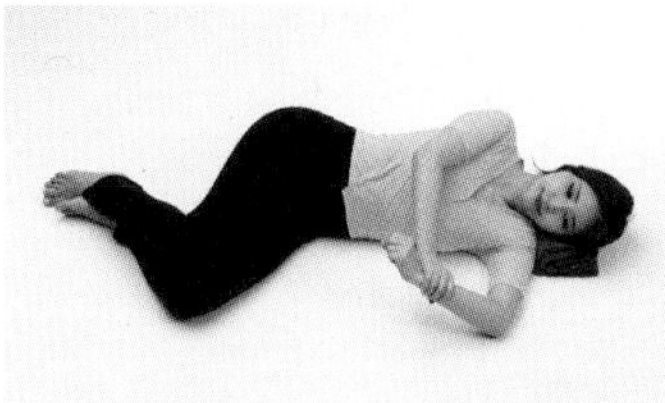

3. 손이 최대한 바닥에 닿을 정도까지 눌러 30초 정도 유지한 뒤, 원상태로 돌아간다.

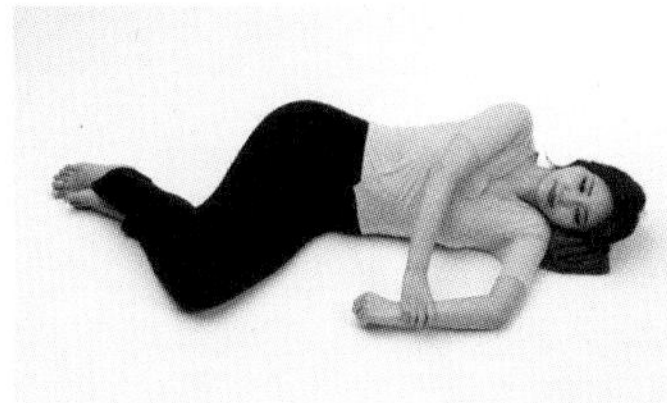

4. 하루 10~20회, 2~3세트 반복한다.

③ 팔 위로 뻗히기

굳어 있는 어깨 관절의 운동 범위를 넓힐 수 있는 동작이다.

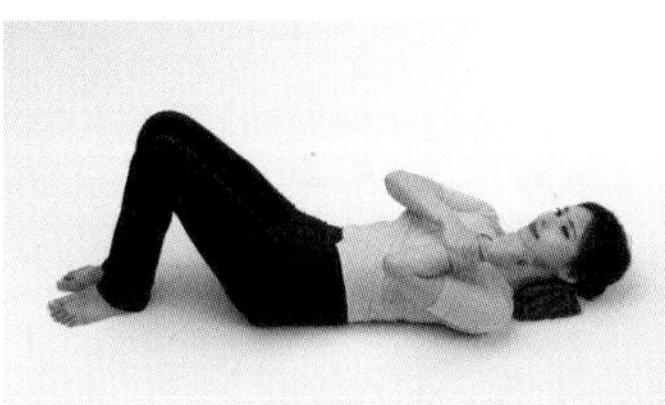

1. 바닥에 반듯하게 눕는다.

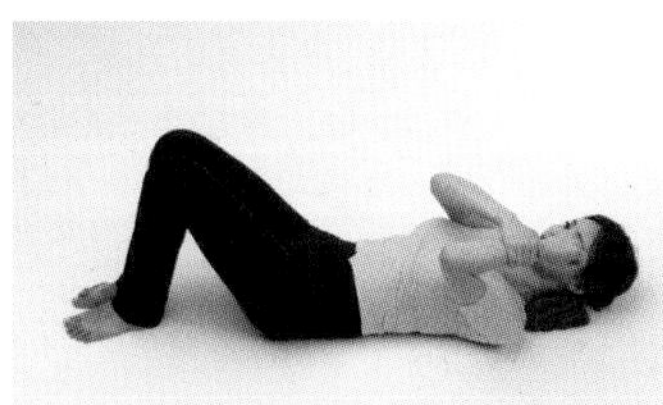

2. 아프지 않은 팔로 아픈 팔의 손목을 잡는다.

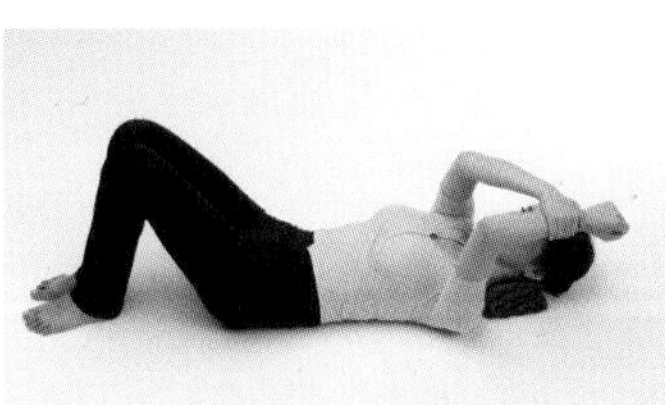

3. 아프지 않은 팔을 이용해 천천히 위로 밀어 올린다.

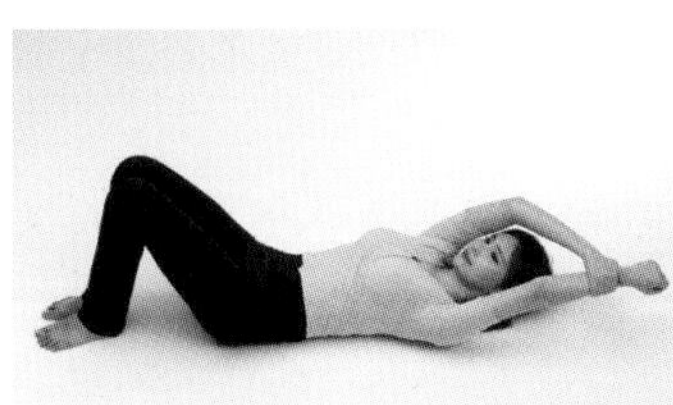

4. 최대한 올릴 수 있는 곳까지 팔을 밀어 올려 3~5초 정도 유지한다.

5. 하루 10~20회, 2~3세트 반복한다.

④ 팔 늘어뜨려 원 그리기

어깨가 많이 굳어 있어도 가볍게 할 수 있는 동작으로, 워밍업 동작이라고 생각하면 된다.

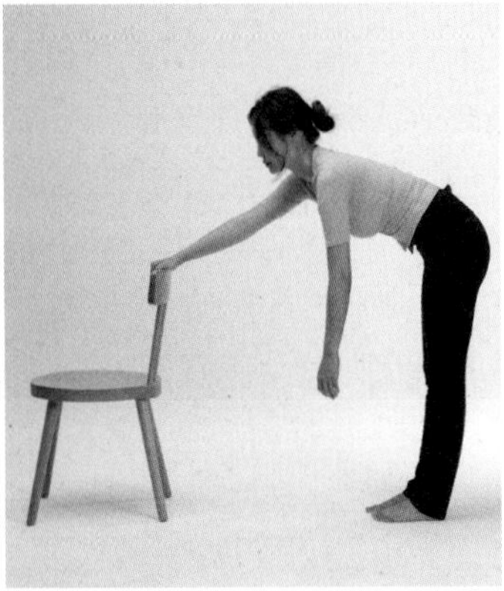

1. 아프지 않은 팔로 의자를 잡고 허리를 90도 정도로 숙인다.

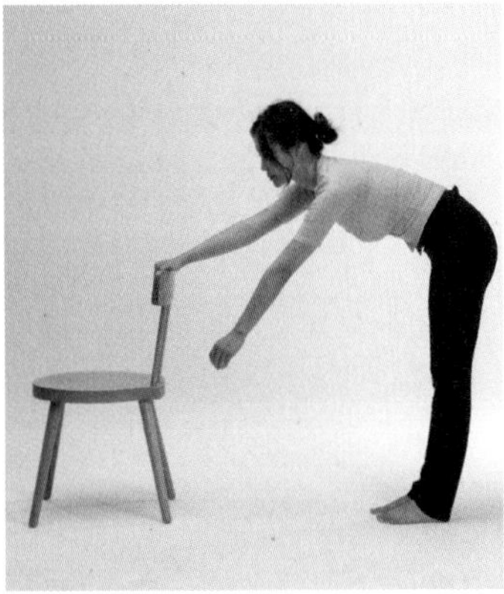

2. 아픈 팔은 어깨 힘을 빼고 바닥 쪽으로 늘어뜨린다.

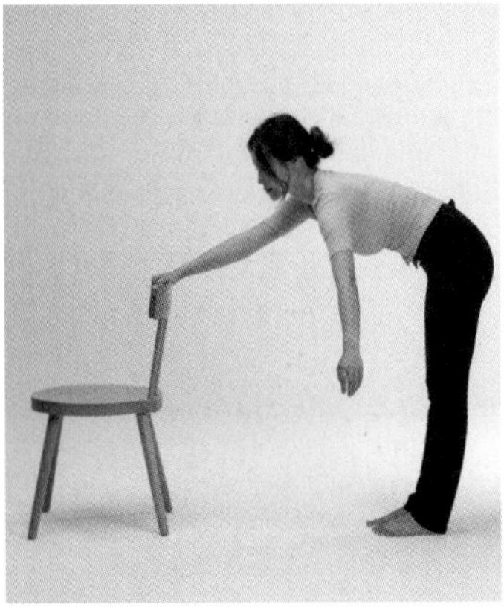

3. 추를 돌리는 것처럼 팔을 빙빙 부드럽게 돌린다.

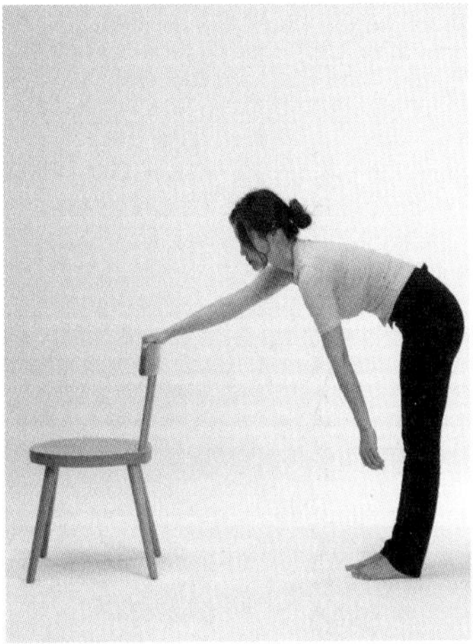

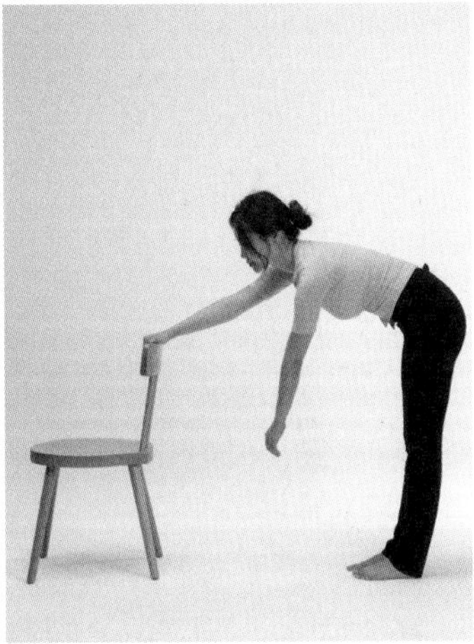

4. 시계 방향으로 10~20회, 반시계 방향으로 10~20회 정도 반복한다.

5. 하루 10~20회, 2~3세트 반복한다.

위에서 본 모습

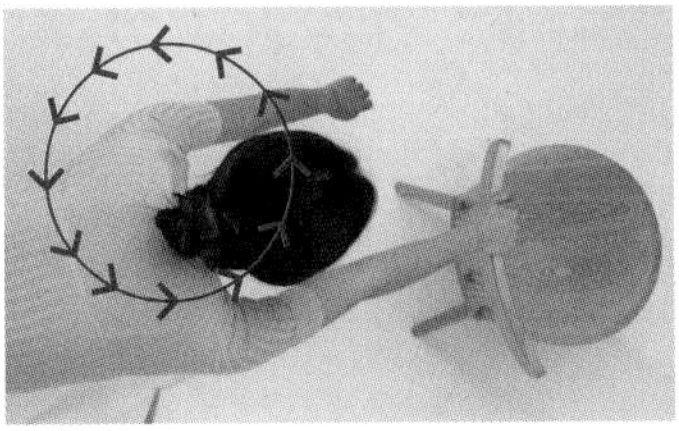

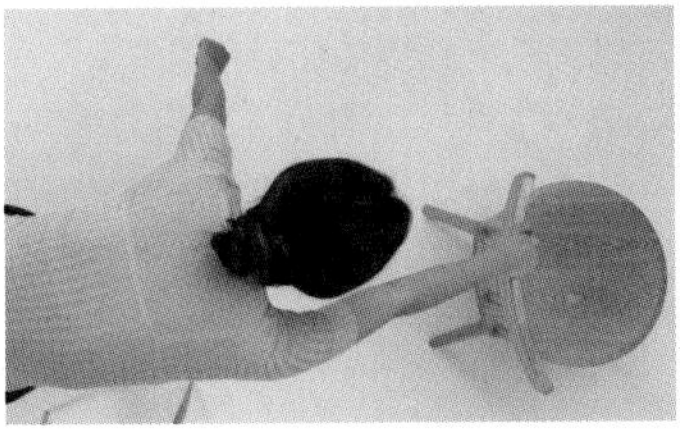

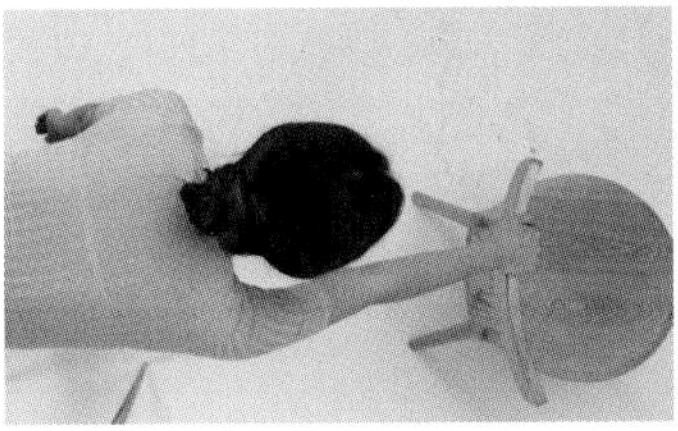

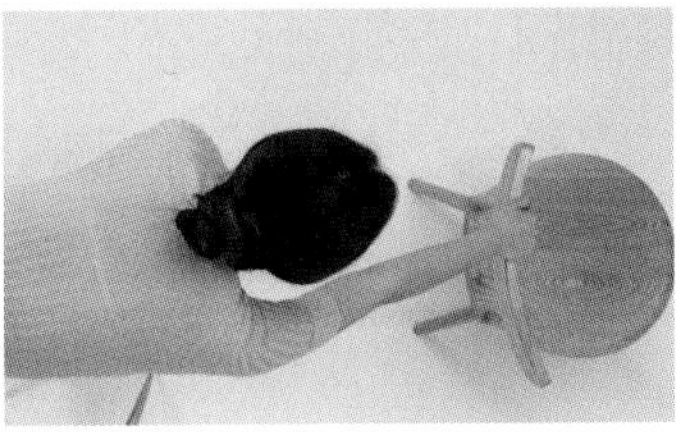

⑤ **어깨 옆으로 밀어주기**

책상을 이용하여 상체의 무게를 실어 어깨 관절을 늘려줌으로써 보다 쉽게 운동 범위를 늘릴 수 있는 동작이다.

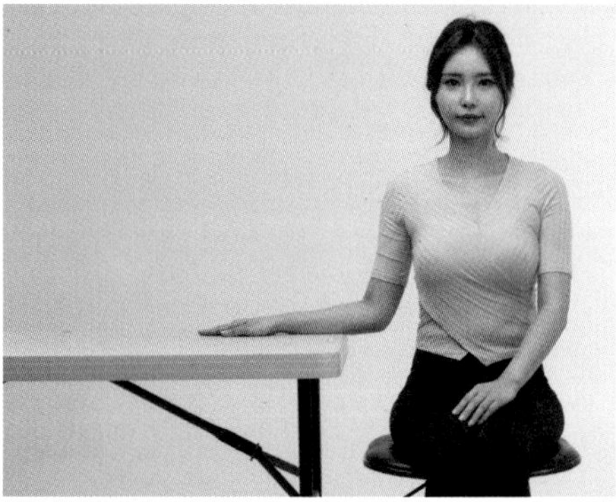

1. 책상 옆에 앉아 아픈 쪽 팔을 책상 위에 얹는다.
2. 손바닥을 아래쪽으로 하여 상체를 옆으로 기울이면서 몸의 무게를 싣는다는 느낌으로 어깨를 옆으로 밀어준다.

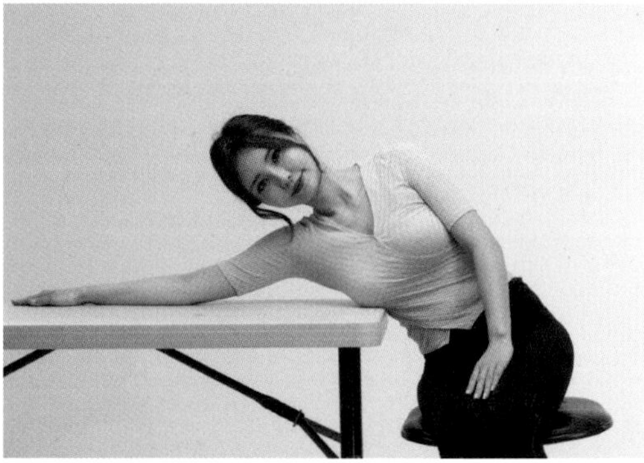

3. 어깨가 최대한 펴졌다고 생각되는 만큼 충분히 길게 밀어주고, 3~5초간 유지한다.
4. 하루 10~20회, 2~3세트 반복한다.

⑥ 어깨 앞으로 밀어주기 ☆추천운동

책상을 이용하여 상체의 무게를 실어 어깨 관절을 늘려줌으로써 보다 쉽게 운동 범위를 늘릴 수 있는 동작이다.

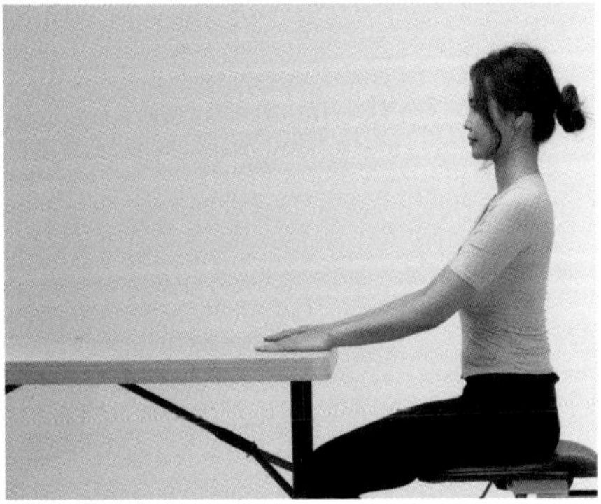

1. 책상 앞에 앉아 양손을 책상 위에 얹는다.
2. 손바닥을 아래쪽으로 하여 상체를 앞으로 기울이면서 몸의 무게를 싣는다는 느낌으로 어깨를 앞으로 밀어준다.

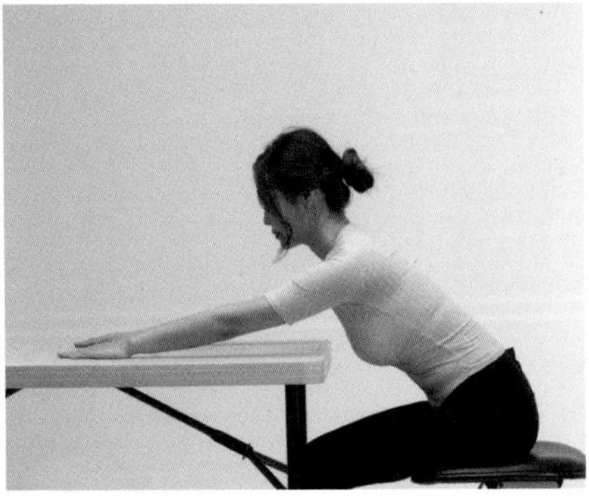

3. 어깨가 최대한 펴졌다고 생각되는 만큼 충분히 길게 밀어주고, 3~5초간 유지한다.
4. 하루 10~20회, 2~3세트 반복한다.

⑦ 막대를 이용하여 팔을 등 뒤로 올리기 ☆추천운동

막대를 이용하여 어깨의 내회전 운동을 시행하는 것으로, 막대를 잡은 위쪽 팔을 이용하여 아픈 쪽 팔을 등 뒤에서 위로 당기며 시행한다.

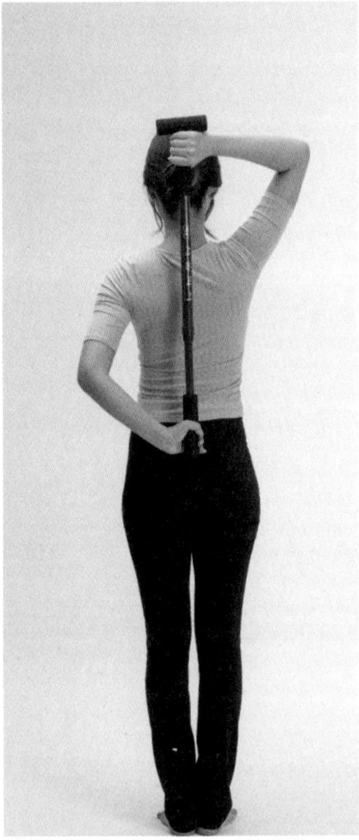

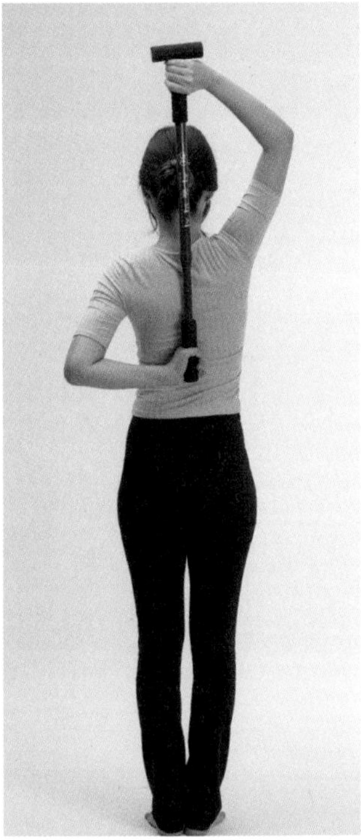

1. 막대를 등 뒤로 잡는다. 아픈 쪽 손은 막대 아래쪽을, 반대쪽 손은 막대 위쪽을 잡는다.
2. 막대 위쪽을 잡은 팔을 위로 당기면 반대쪽 팔이 당겨진다.
3. 팔을 최대한 올린 상태에서 5초간 멈추었다가 천천히 내린다.
4. 하루 10~20회, 2~3세트 반복한다.

옆에서 본 모습

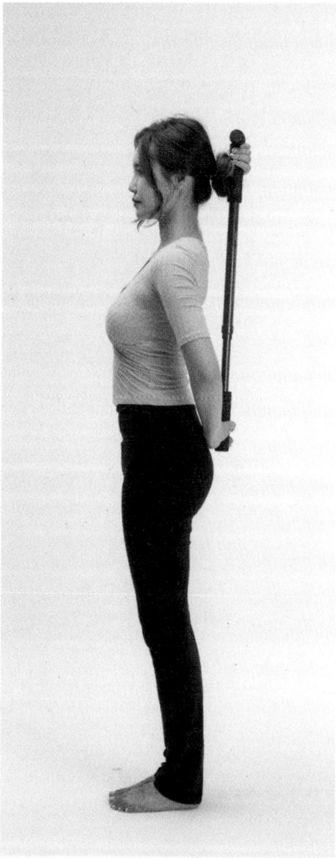

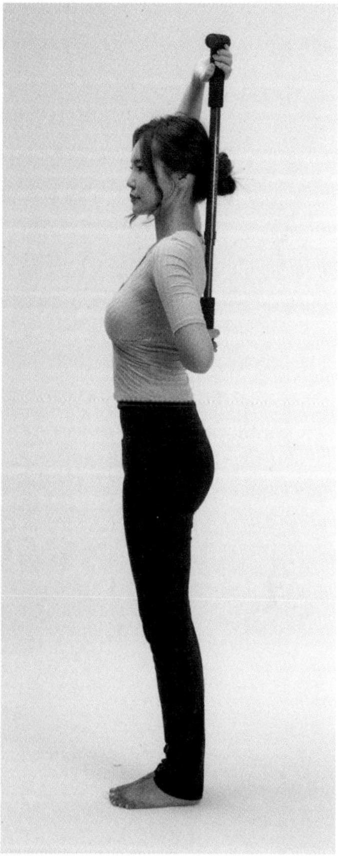

⑧ 막대를 이용하여 어깨 좌우로 움직이기 ☆추천운동

막대를 이용하여 어깨의 내회전, 외회전 운동을 시행함으로써 어깨의 앞쪽 관절막을 이완시키는 동작이다.

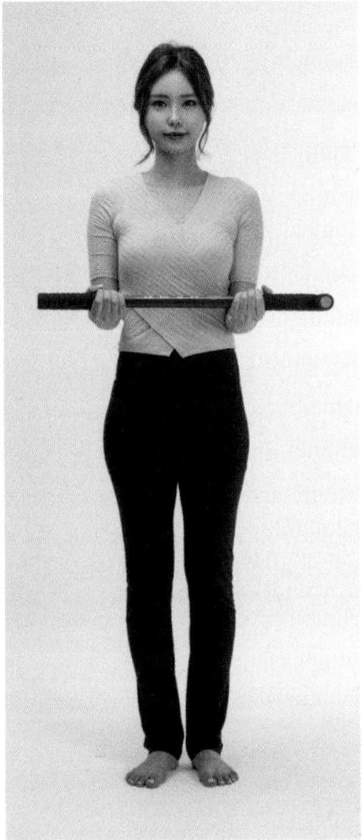

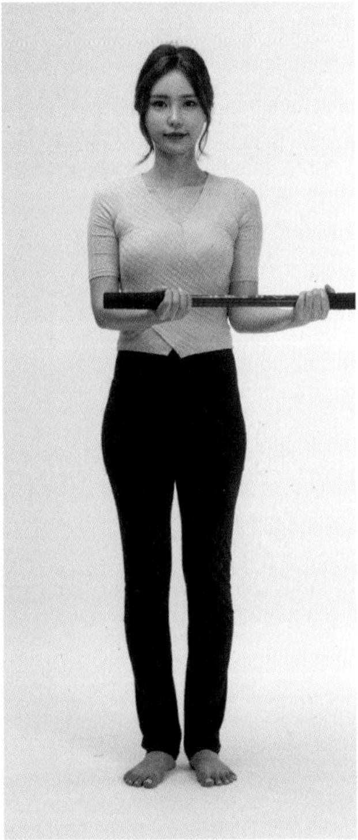

1. 바르게 서서 어깨너비 간격으로 막대를 잡는다.
2. 팔꿈치를 몸에 밀착한 상태에서 막대의 수평을 유지하며 좌우로 움직인다. 이때, 아프지 않은 팔을 이용하여 아픈 팔을 최대한 좌우로 밀어주며 움직인다.
3. 최대한 좌우로 움직인 상태에서 5초간 멈추었다가 천천히 반대 방향으로 움직인다.
4. 하루 10~20회, 2~3세트 반복한다.

옆에서 본 모습

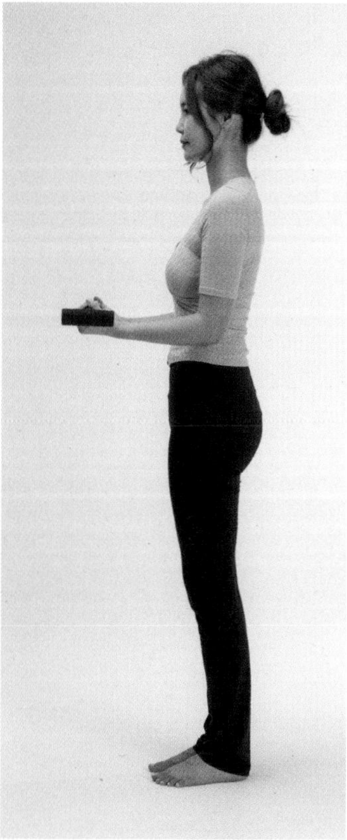 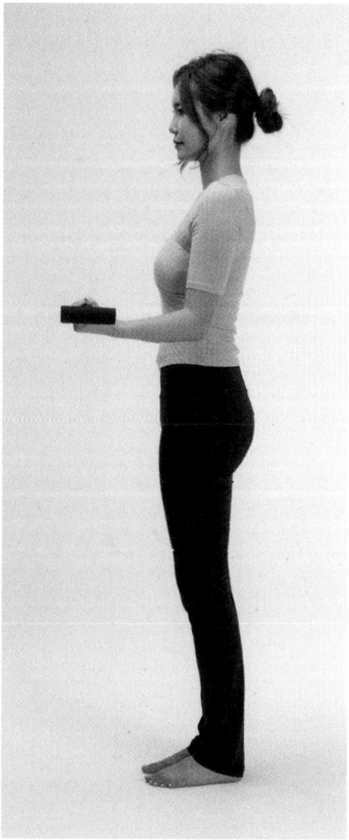

⑨ 누워서 막대를 이용하여 어깨 좌우로 움직이기

편안하게 누운 상태에서 막대를 이용하여 어깨의 내회전, 외회전 운동을 시행함으로써 어깨의 앞쪽 관절막을 이완시키는 동작이다.

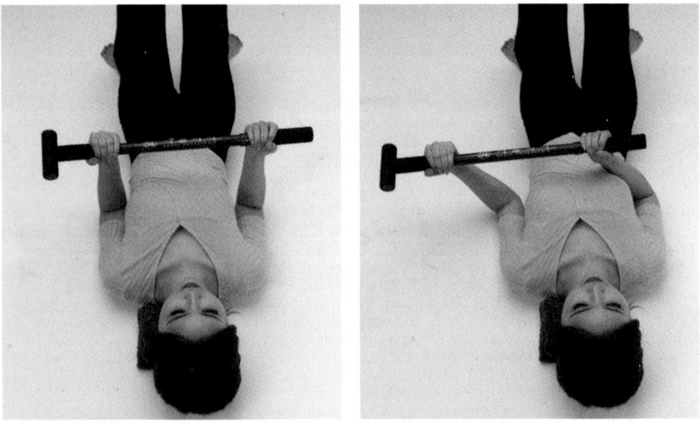

1. 바닥에 누워 양쪽 무릎을 세우고, 어깨너비 간격으로 막대를 잡는다.
2. 팔꿈치를 몸에 밀착한 상태에서 막대의 수평을 유지하며 좌우로 움직인다. 이때, 아프지 않은 팔을 이용하여 아픈 팔을 최대한 좌우로 밀어주며 움직인다.

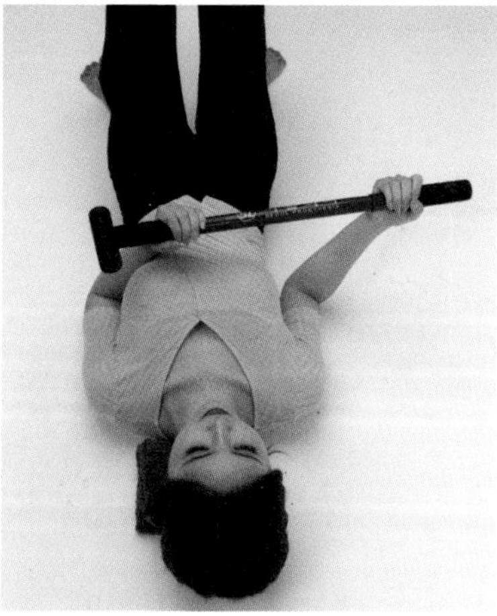

3. 최대한 좌우로 움직인 상태에서 5초간 멈추었다가 천천히 반대 방향으로 움직인다.

4. 하루 10~20회, 2~3세트 반복한다.

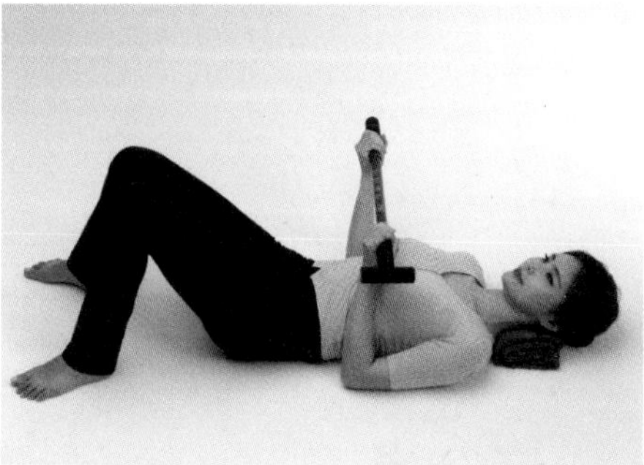

TIP 다음 사진처럼 팔꿈치가 들리지 않게 최대한 바닥에 붙인 상태로 스트레칭한다.

⑩ 누워서 막대를 이용하여 어깨 위로 움직이기

막대를 이용하여 양팔 무게로 어깨를 위로 누르며 관절 운동 범위를 늘려주는 동작이다.

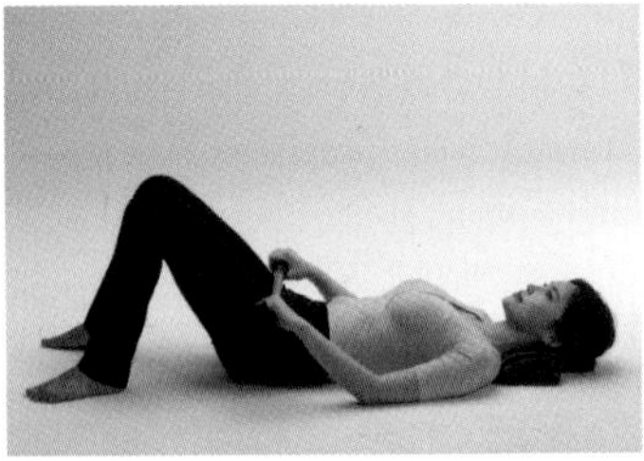

1. 바닥에 누워 양쪽 무릎을 세우고, 손바닥을 바닥으로 향하게 하여 어깨 너비 간격으로 막대를 잡는다.

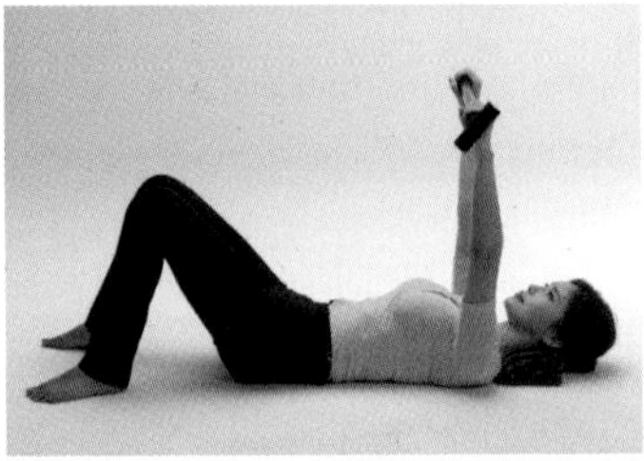

2. 배 위에서부터 양팔을 천천히 어깨 위로 뻗어 올린다.

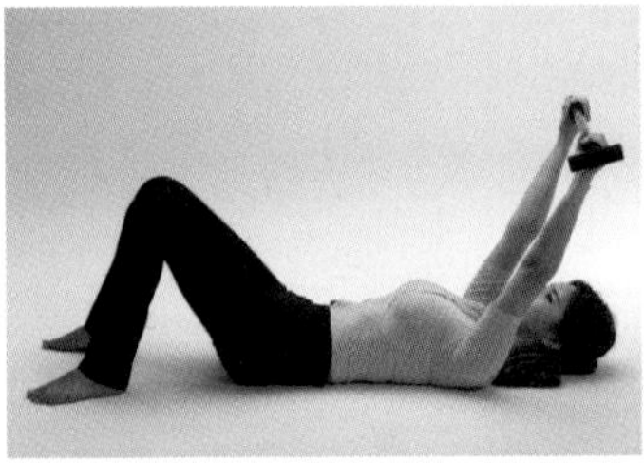

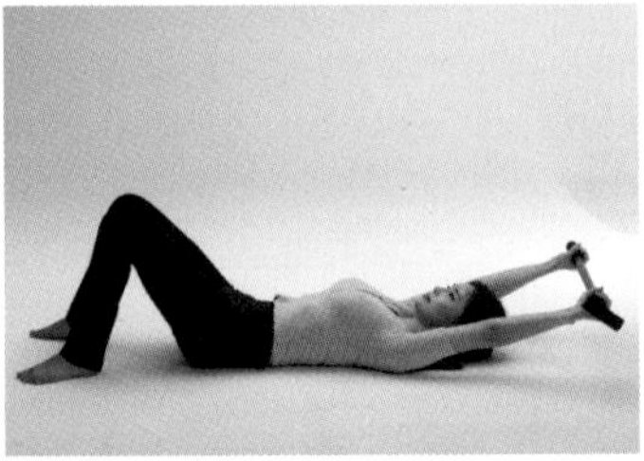

3. 팔꿈치는 편 상태를 유지하며 최대한 위로 움직인 상태에서 5초간 멈추었다가 천천히 내린다.

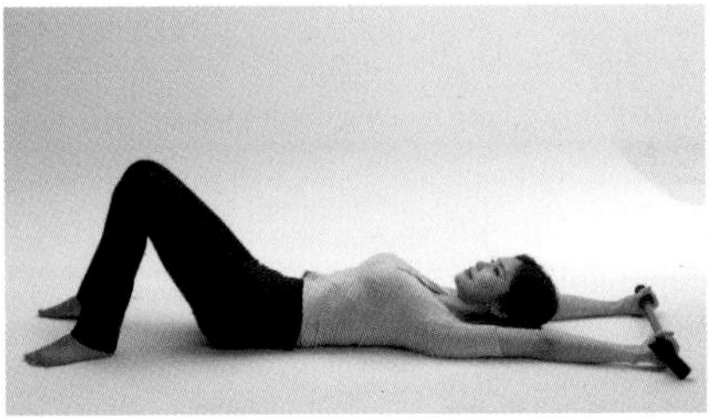

4. 하루 10~20회, 2~3세트 반복한다.

⑪ 누워서 막대를 이용하여 팔 들어 올리기

막대를 이용하여 어깨의 아래쪽 관절막을 늘려주는 동작이다.

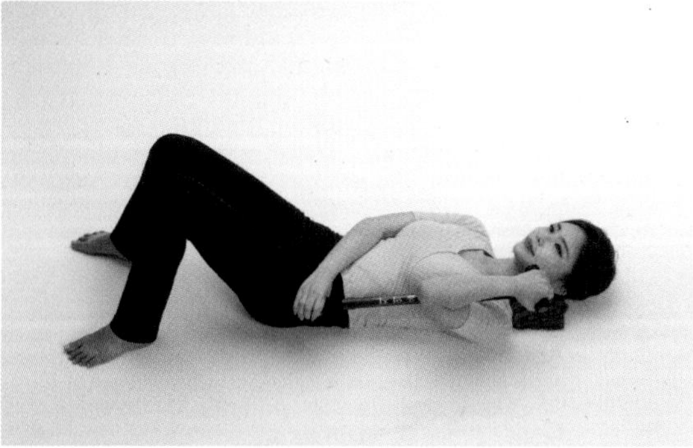

1. 양쪽 무릎을 세우고, 똑바로 눕는다.
2. 아프지 않은 손으로 막대 아랫부분을, 아픈 손으로 막대 윗부분을 잡는다.

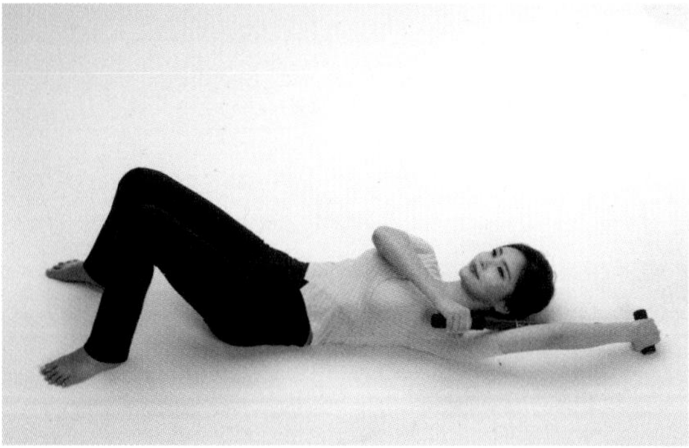

3. 아프지 않은 팔을 이용하여 최대한 아픈 팔을 위로 들어 올린다.
4. 최대한 올려진 상태에서 5초간 멈추었다가 천천히 내린다.
5. 하루 10~20회, 2~3세트 반복한다.

2) 어깨 회전근개 근력 강화 운동

① 내회전 운동(안쪽으로 돌리기)

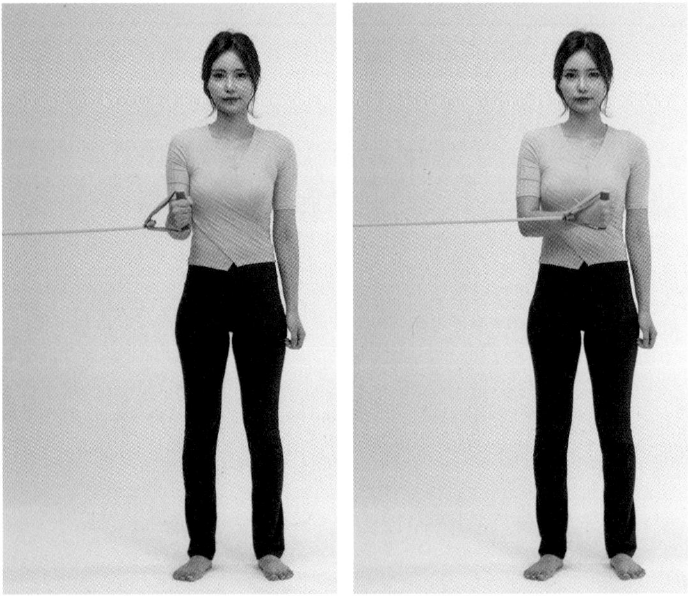

1. 고무줄의 길이가 30~50㎝ 정도 되게 하고, 허리 높이로 문에 단단히 묶어 고정한다.
2. 아픈 어깨의 팔꿈치가 직각인 상태에서 고무줄을 잡고 겨드랑이에 작은 수건을 낀다.
3. 고무줄을 배 쪽으로 서서히 당긴다.
4. 통증이 없는 정도까지 당기고, 최대 위치에서 5~10초간 머문 뒤 천천히 원 상태로 돌아간다.
5. 하루 10~20회, 2~3세트 반복한다.

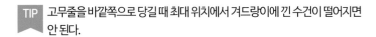

TIP 고무줄을 바깥쪽으로 당길 때 최대 위치에서 겨드랑이에 낀 수건이 떨어지면 안 된다.

② **외회전 운동**(바깥으로 돌리기)

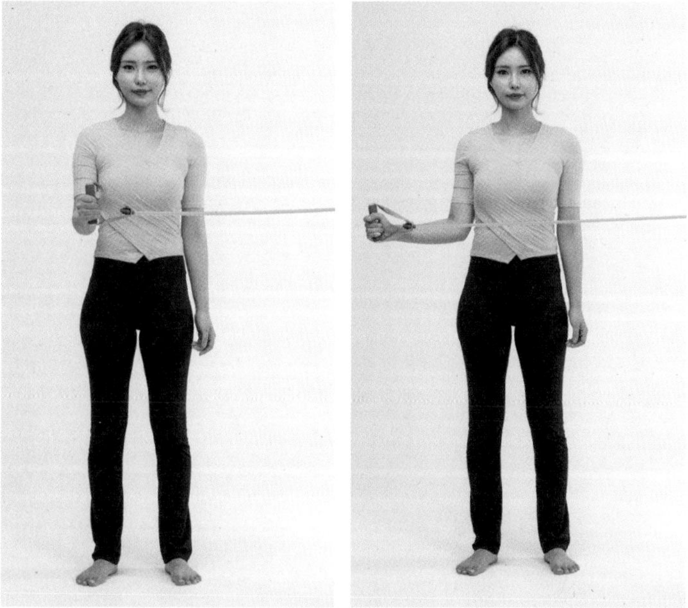

1. 내회전 운동과 반대 위치에 고무줄을 고정한다.
2. 아픈 어깨의 팔꿈치가 직각인 상태에서 고무줄을 잡고 겨드랑이에 작은 수건을 낀다.
3. 고무줄을 몸의 바깥쪽으로 서서히 당긴다.
4. 통증이 없는 정도까지 당기고, 최대 위치에서 5~10초간 머문 뒤 천천히 원 상태로 돌아간다.
5. 하루 10~20회, 2~3세트 반복한다.

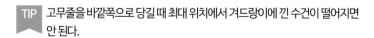

TIP 고무줄을 바깥쪽으로 당길 때 최대 위치에서 겨드랑이에 낀 수건이 떨어지면 안 된다.

③ 전방 굴곡 운동(앞으로 올리기)

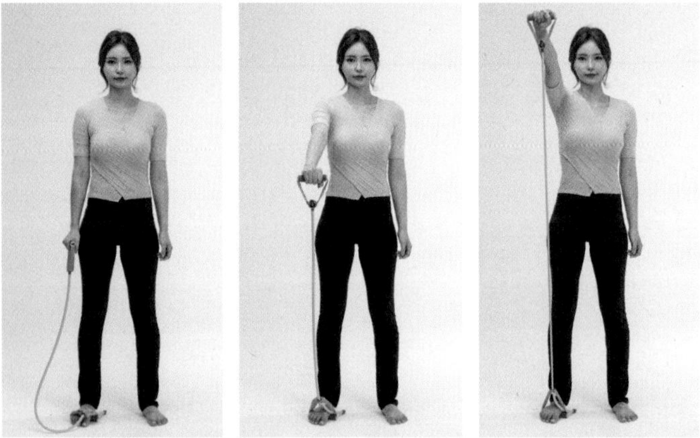

1. 고무줄 끝을 발로 밟아 고정한다.
2. 고무줄의 반대쪽 끝을 잡고 엄지가 위로 향하게 하여 만세를 하듯 아픈 팔을 60~90도 정도 들어 올린다.

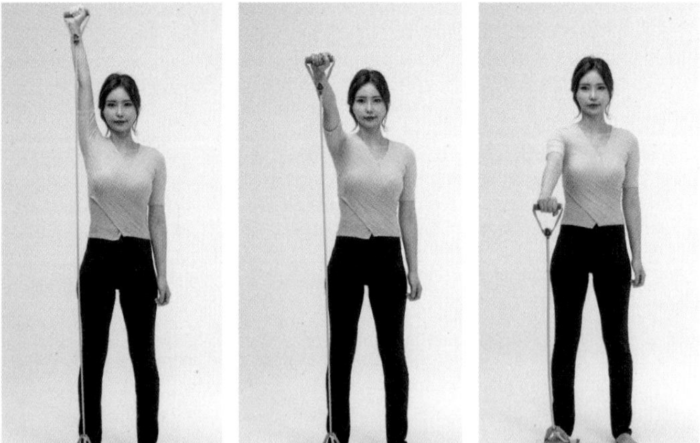

3. 통증이 없는 정도까지 들어 올려 5~10초간 유지한 뒤 천천히 원상태로 돌아간다.
4. 하루 10~20회, 2~3세트 반복한다.

옆에서 본 모습

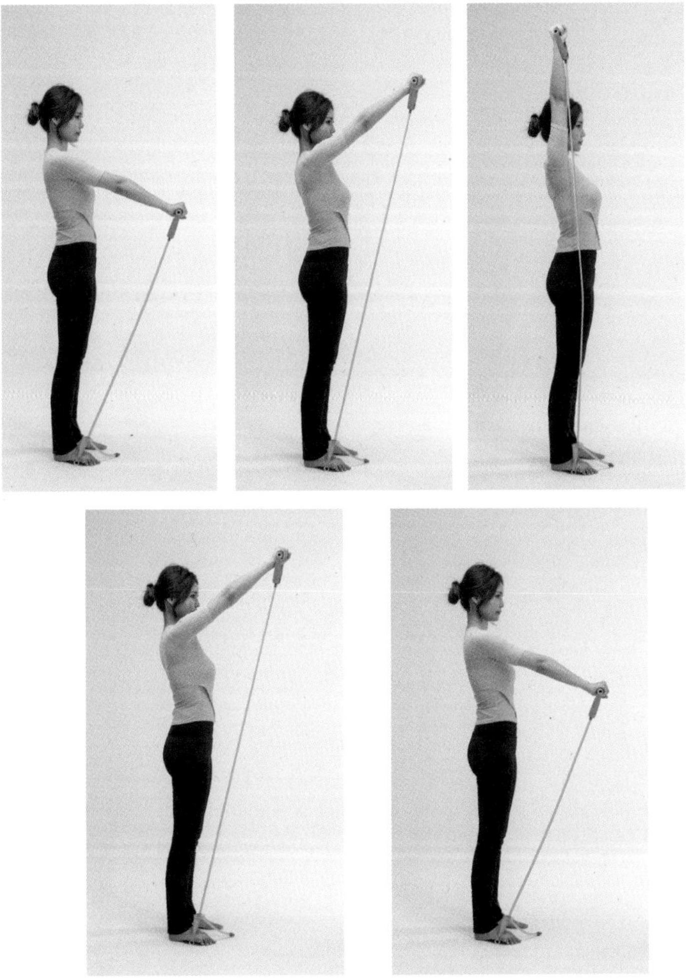

④ 외전 운동(옆으로 벌리기)

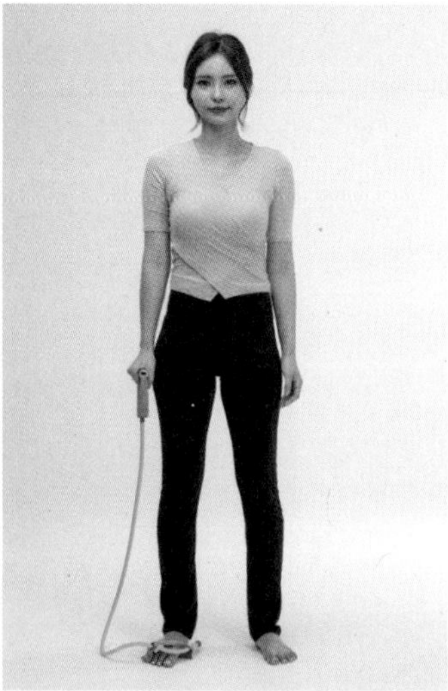

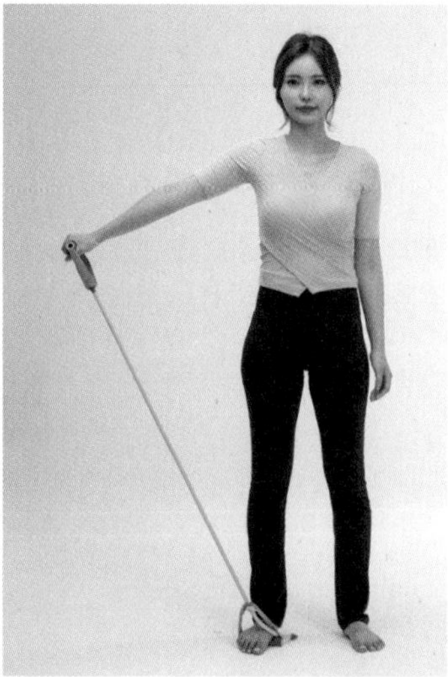

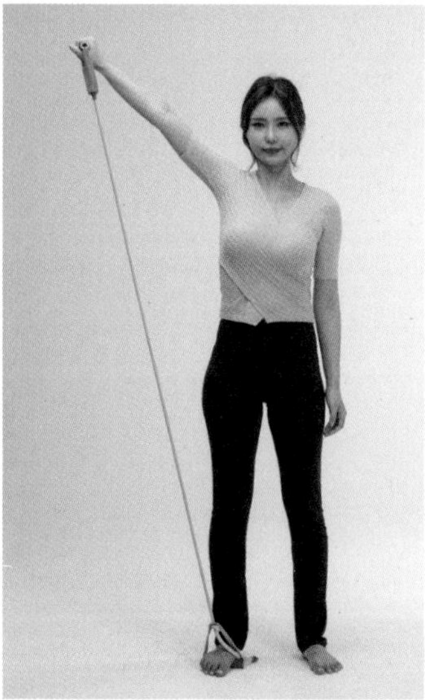

1. 고무줄 끝을 발로 밟아 고정한다.
2. 고무줄의 반대쪽 끝을 잡고 아픈 팔을 옆으로 올린다.
3. 통증이 없는 정도까지 들어 올려 5~10초간 유지한 뒤 천천히 원상태로 돌아간다.
4. 하루 10~20회, 2~3세트 반복한다.

3) 어깨 주변 근육 근력 강화 운동

① 벽 짚고 팔 굽혀 펴기

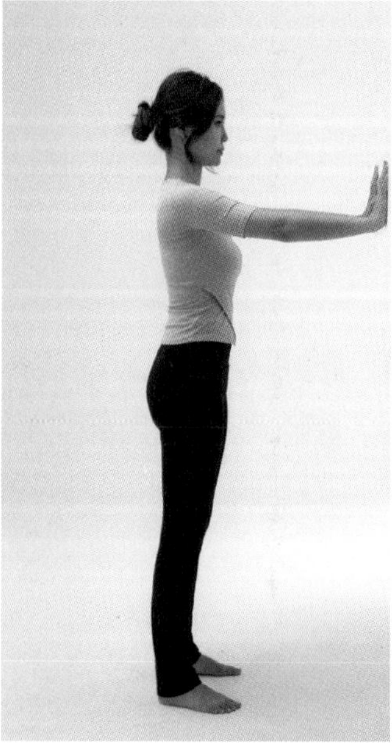

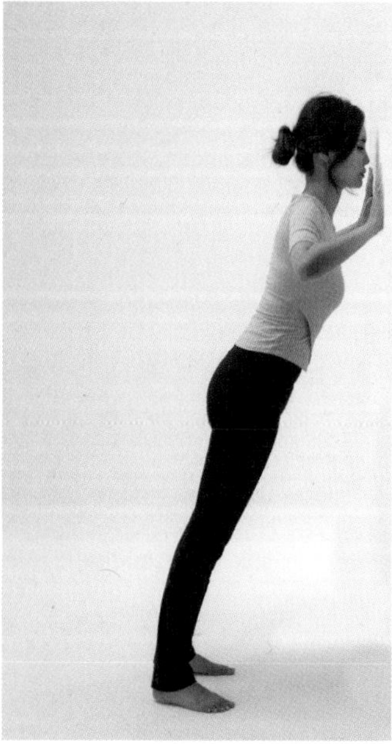

1. 팔 길이만큼 벽에서 떨어져 벽을 마주 보고 선다.
2. 팔꿈치를 구부리며 상체를 벽 쪽으로 가까이 숙이고 5~10초간 버틴 뒤 천천히 원상태로 돌아간다.
3. 하루 10~20회, 2~3세트 반복한다.

② 의자에서 몸 들어 올리기

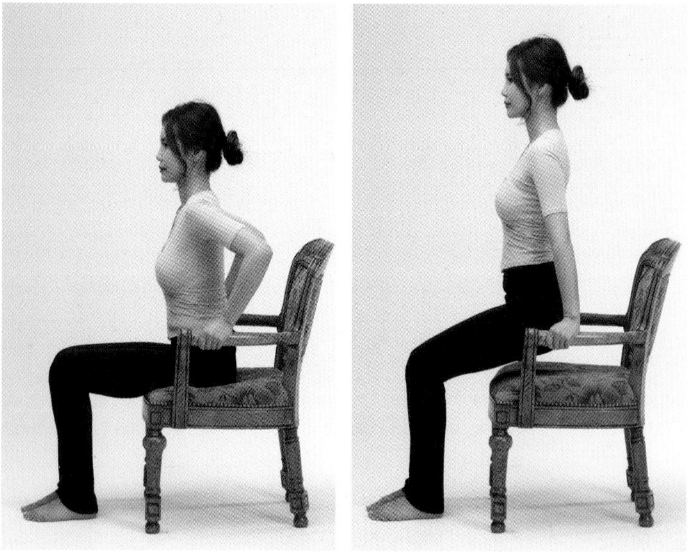

1. 의자에 바르게 앉는다.
2. 의자 손잡이를 잡고 몸을 들어 올려 5초간 버틴 뒤 천천히 원상태로 돌아간다.
3. 하루 10~20회, 2~3세트 반복한다.

chapter 04

어깨 수술 후 재활이 필요할 때 하는 운동

대표적인 어깨 수술로는 회전근개 봉합술이 있다. 나사못을 이용해 찢어진 어깨 힘줄을 상완골 골두 부착부에 고정해주는 수술이다. 뼈와 힘줄이 완전히 회복되기까지는 시간이 필요하기 때문에 어깨 재활 운동 순서가 매우 중요하다.

어깨 수술 후 운동은 수동적 운동, 능동적 운동, 근력 운동으로 나눌 수 있다. 수술 후 4~12주까지는 수동적 운동을 하고, 수동적 운동 범위가 완전히 회복되면 능동적 운동을 시행한다. 수술 후 3개월 뒤부터는 근력 운동을 한다. 의사마다 재활에 대한 생각이 다르기 때문에 주치의와 잘 상의해서 진행해야 한다.

수동적 운동

수술 1주
전후로 가장
먼저 시작

※주의 사항 : 수술한
어깨는 절대로 힘을
주지 않는다.

→

능동적 운동

수동적 운동
범위가 완전히
회복되고 난 후
시행

→

근력 운동

수술
약 3개월 후
시행

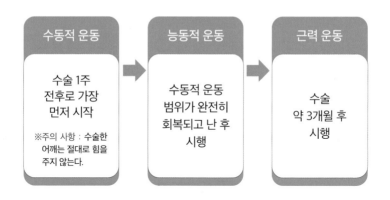

1) 수동적 운동 ☆수술 1주 전후로 가장 먼저 시작, 수술한 어깨는 절대로 힘을 주지 않는다.

① 팔 늘어뜨려 원 그리기 ☆수동적 운동의 가장 첫 시기 운동

수술 후 처음부터 가볍게 할 수 있는 어깨 스트레칭 운동으로, 가벼운 워밍업 동작이라고 생각하면 된다.

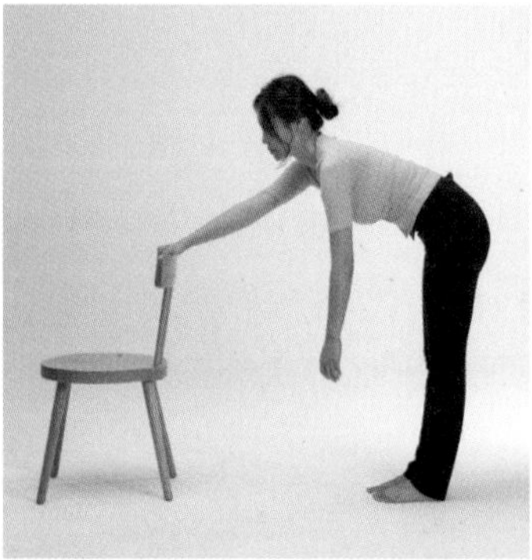

1. 아프지 않은 팔로 의자를 잡고 허리를 90도 정도로 숙인다.

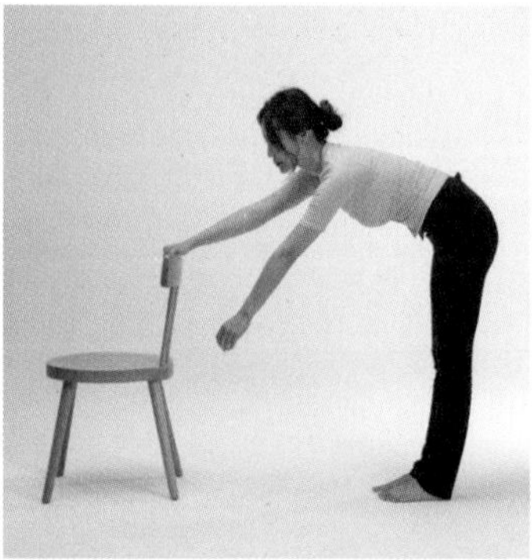

2. 수술한 팔은 어깨 힘을 빼고 바닥 쪽으로 늘어뜨린다.

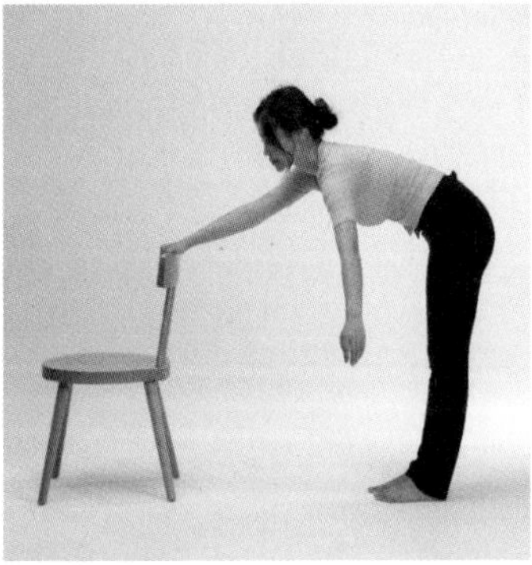

3. 추를 돌리는 것처럼 팔을 빙빙 부드럽게 돌린다.

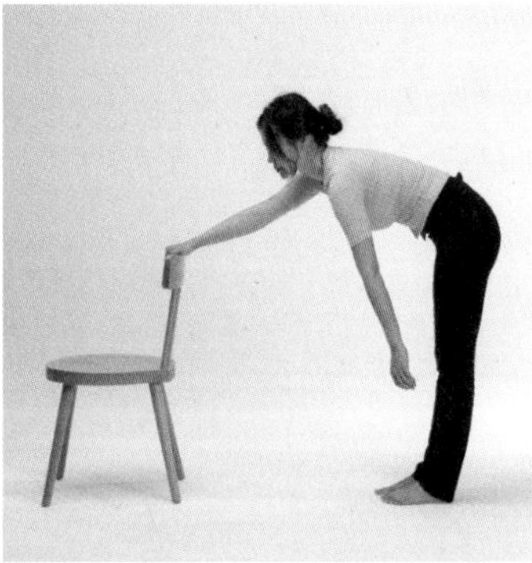

4. 시계 방향으로 10~20회, 반시계 방향으로 10~20회 반복한다.

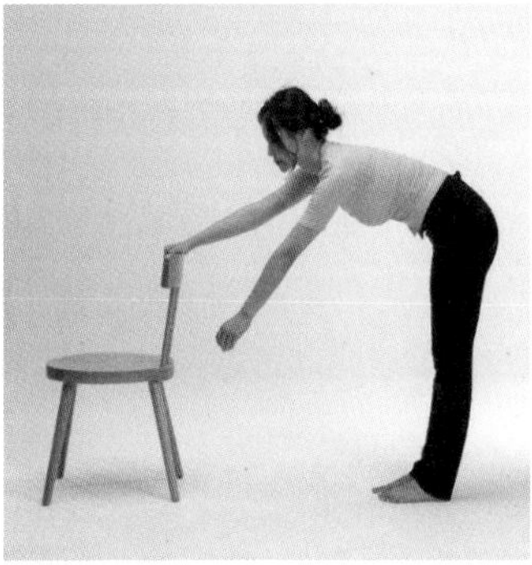

5. 하루 10~20회, 2~3세트 반복한다.

② 도르래를 이용하여 어깨 움직이기 ☆수동적 운동의 가장 첫 시기 운동

수술 후 병원에서는 CPM이라는 기계를 이용하고, 퇴원 후 집에서는 도르래를 이용하여 쉽게 어깨 운동을 할 수 있다.

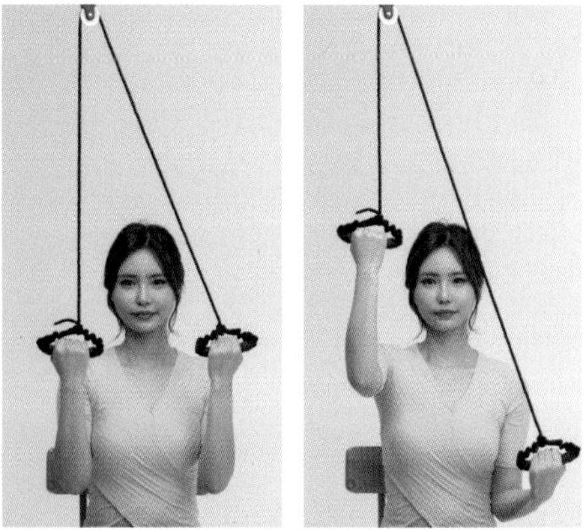

1. 적당한 위치에 도르래를 고정한다.
2. 양손으로 도르래를 나란히 잡는다. 수술하지 않은 팔을 아래로 천천히 당기면 수술한 팔이 위로 올라간다. 이때, 수술한 어깨는 절대로 힘을 주어서는 안 된다.

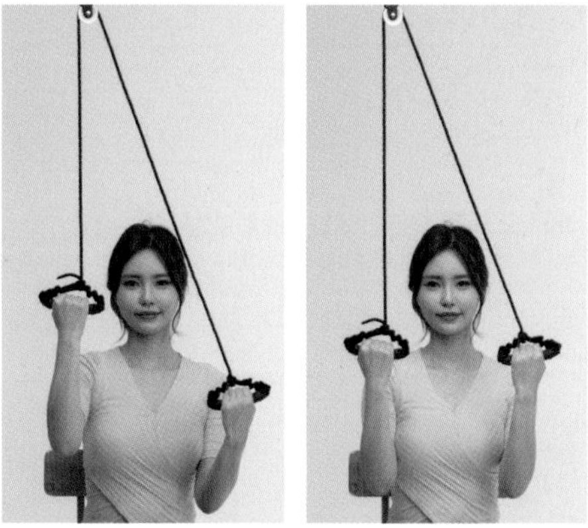

3. 수술한 어깨가 최대한 올라갈 수 있는 범위까지 시행 후 천천히 내린다.
4. 하루 10회, 2~3세트 반복한다.

③ **어깨 앞으로 밀어주기** ☆수동적 운동의 가장 첫 시기 운동

책상을 이용하여 상체의 무게를 실어 수술 부위의 어깨 관절 운동 범위를 늘려주는 동작이다.

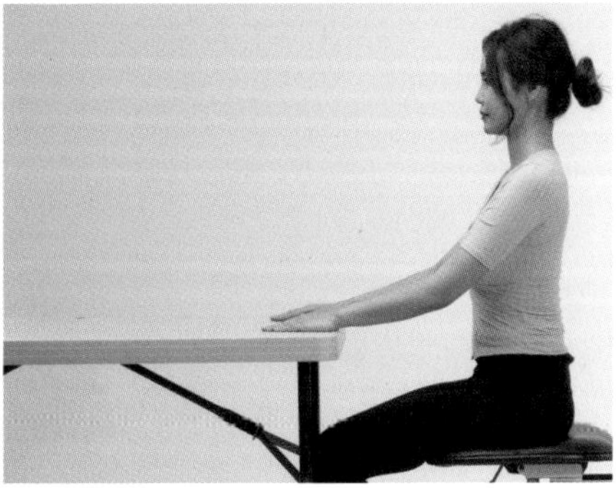

1. 책상 앞에 앉아 양손을 책상 위에 얹는다.
2. 손바닥을 아래쪽으로 하여 상체를 앞으로 기울이면서 몸의 무게를 싣는다는 느낌으로 어깨를 앞으로 밀어준다.

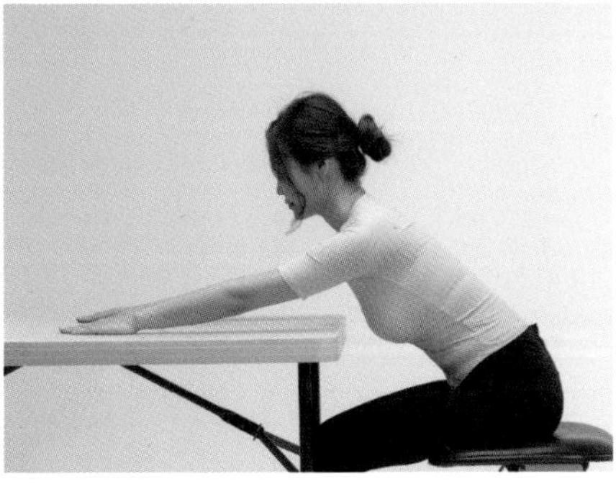

3. 어깨가 최대한 펴졌다고 생각되는 만큼 충분히 길게 밀어주고, 3~5초간 유지한다.
4. 하루 10~20회, 2~3세트 반복한다.

④ **막대를 이용하여 어깨 좌우로 움직이기**

막대를 이용하여 어깨의 내회전, 외회전 운동을 시행함으로써 수술 부위의 어깨 관절 운동 범위를 늘려주는 동작이다.

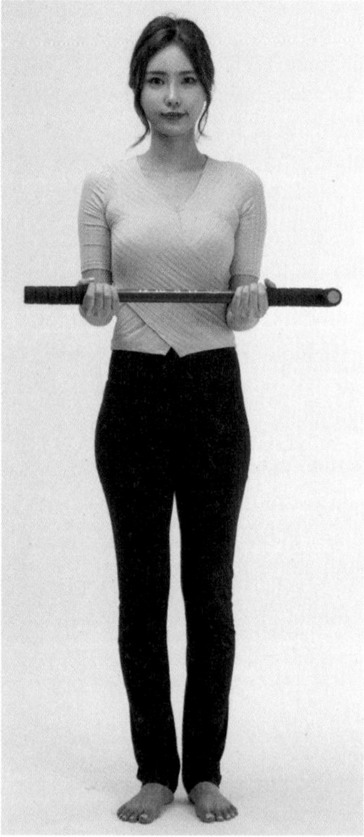

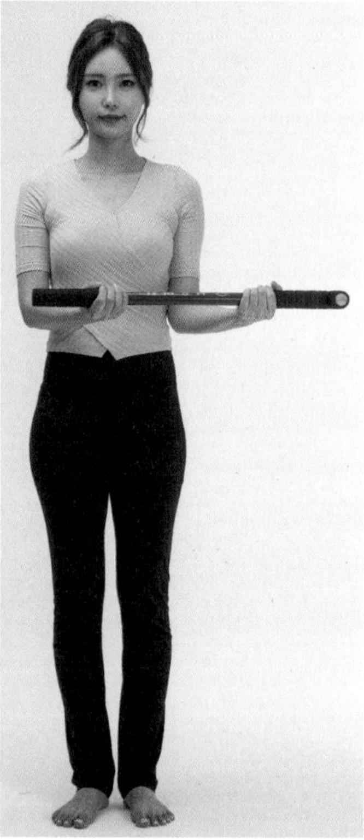

1. 바르게 서서 어깨너비 간격으로 막대를 잡는다.
2. 팔꿈치를 몸에 밀착한 상태에서 막대의 수평을 유지하며 좌우로 움직인다. 수술하지 않은 팔을 이용하여 수술한 팔을 최대한 좌우로 밀어주며 움직인다. 이때, 수술한 팔은 절대로 힘을 주어서는 안 된다.
3. 최대한 좌우로 움직인 상태에서 5초간 멈추었다가 천천히 반대 방향으로

움직인다.
4. 하루 10~20회, 2~3세트 반복한다.

옆에서 본 모습

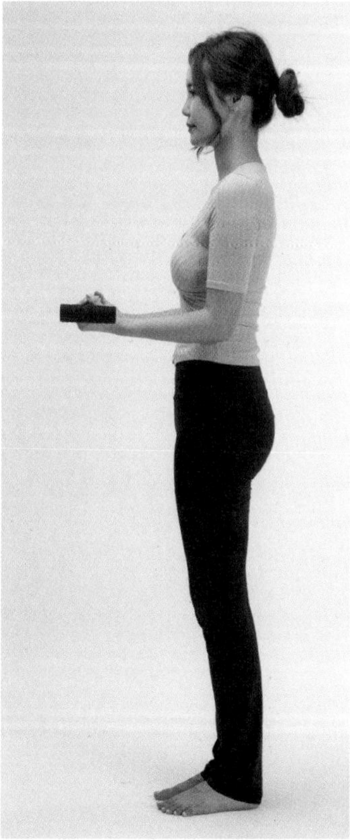

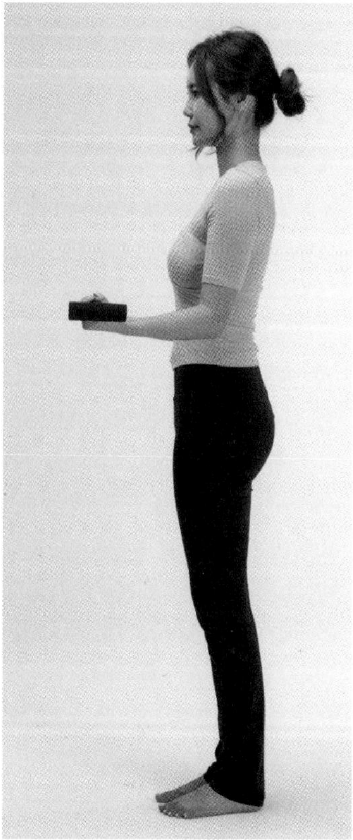

⑤ 누워서 막대를 이용하여 어깨 좌우로 움직이기

편안하게 누운 상태에서 막대를 이용하여 어깨의 내회전, 외회전 운동을 시행함으로써 수술 부위의 어깨 관절 운동 범위를 늘려주는 동작이다.

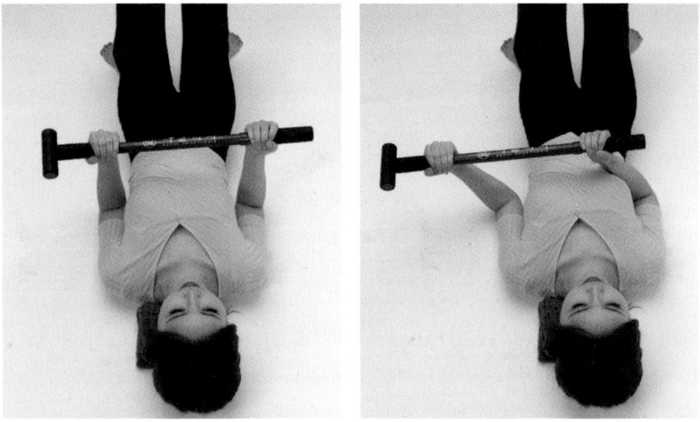

1. 바닥에 누워 양쪽 무릎을 세우고, 어깨너비 간격으로 막대를 잡는다.
2. 팔꿈치를 몸에 밀착한 상태에서 막대의 수평을 유지하며 좌우로 움직인다. 이때, 아프지 않은 팔을 이용하여 아픈 팔을 최대한 좌우로 밀어주며 움직인다.

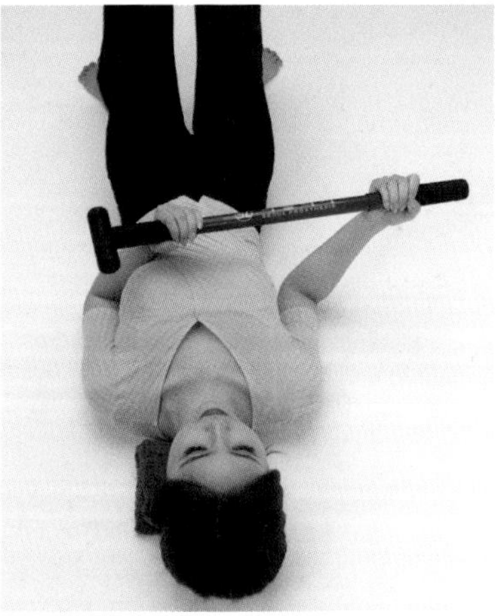

3. 최대한 좌우로 움직인 상태에서 5초간 멈추었다가 천천히 반대 방향으로 움직인다.

4. 하루 10~20회, 2~3세트 반복한다.

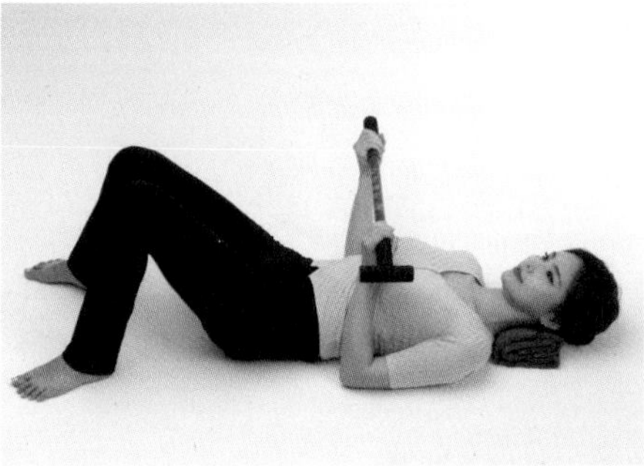

TIP 다음 사진처럼 팔꿈치가 들리지 않게 최대한 바닥에 붙인 상태로 스트레칭한다.

⑥ 누워서 막대를 이용하여 팔 들어 올리기

☆수동적 운동 후반기에 관절이 굳는 것을 예방하기 위해 집중하는 운동

막대를 이용하여 수술 부위의 어깨 관절 운동 범위를 늘려 주는 동작이다.

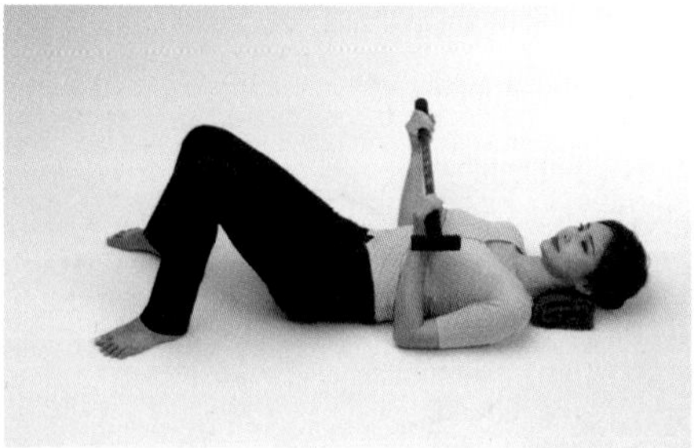

1. 양쪽 무릎을 세우고, 똑바로 눕는다.
2. 수술하지 않은 손으로 막대 아랫부분을, 수술한 손으로 막대 윗부분을 잡는다.

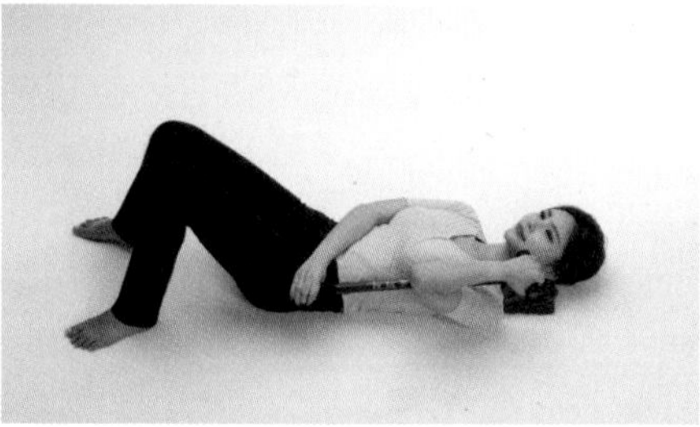

3. 수술하지 않은 팔을 이용하여 수술한 팔을 최대한 위로 들어 올린다. 이때, 수술한 팔은 절대로 힘을 주어서는 안 된다.

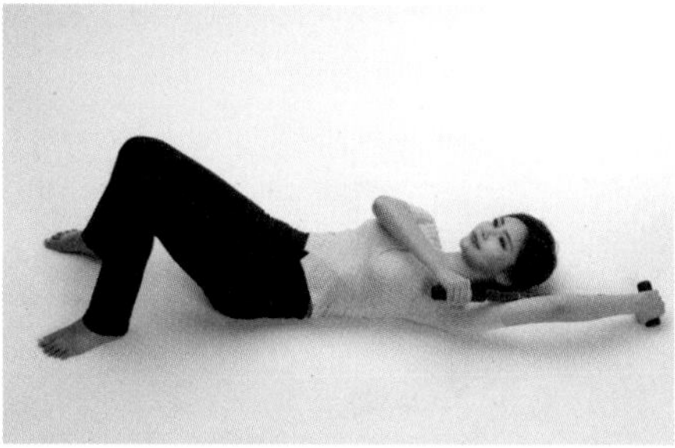

4. 최대한 올려진 상태에서 5초간 멈추었다가 천천히 내린다.
5. 하루 10~20회, 2~3세트 반복한다.

⑦ 막대를 이용하여 팔을 등 뒤로 올리기

☆수동적 운동 후반기에 관절이 굳는 것을 예방하기 위해 집중하는 운동

막대를 이용하여 어깨의 내회전 운동을 시행하는 것으로, 수술 부위의 어깨 관절 운동 범위를 늘려주는 동작이다.

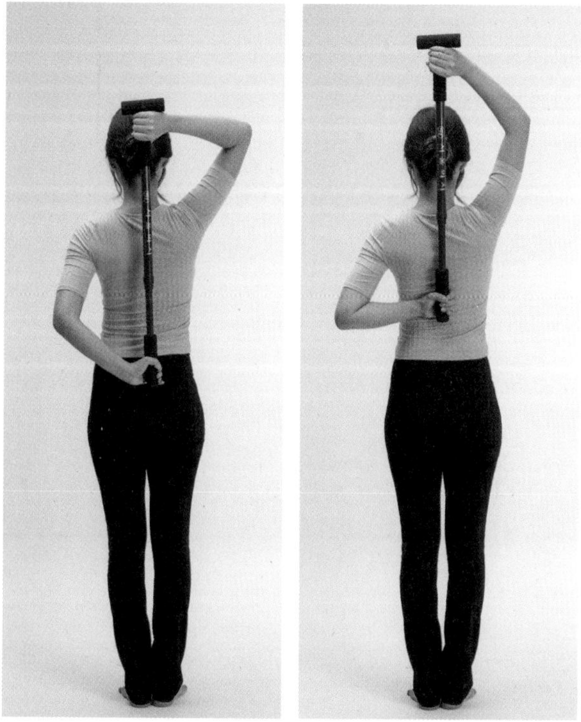

1. 막대를 등 뒤로 잡는다. 수술한 손은 막대 아래쪽을, 수술하지 않은 손은 막대 위쪽을 잡는다.
2. 위쪽으로 당기면 아래쪽이 자연스럽게 당겨진다. 이때, 수술한 팔은 절대로 힘을 주어서는 안 된다.
3. 팔을 최대한 올린 상태에서 5초간 멈추었다가 천천히 내린다.
4. 하루 10~20회, 2~3세트 반복한다.

옆에서 본 모습

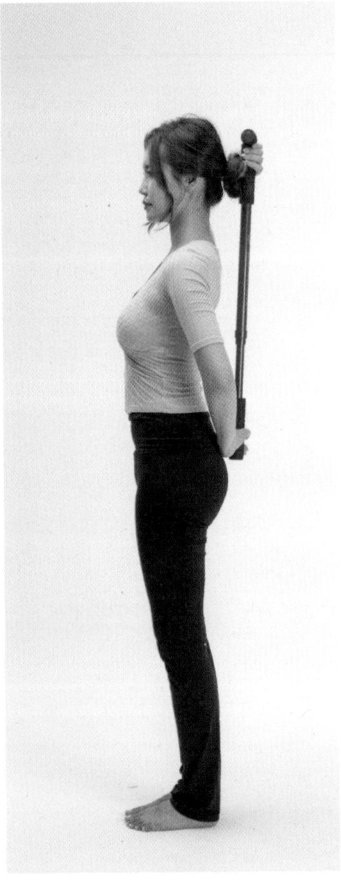

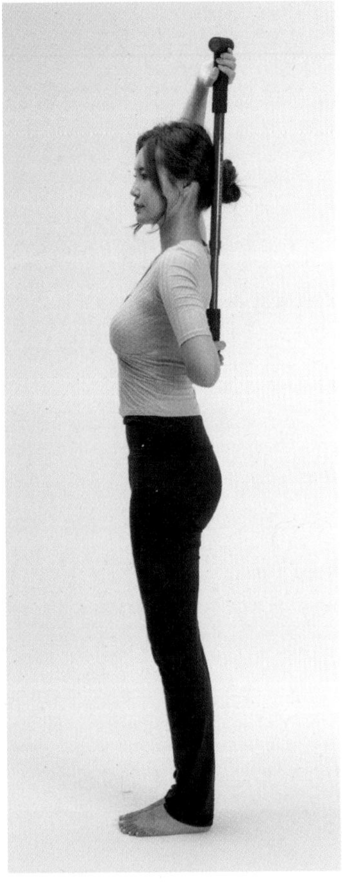

2) 능동적 운동 ☆반드시 수동적 운동 후 어깨 운동범위가 완전히 회복된 이후 시행한다

수동적 운동을 시행하여 어깨의 운동 범위가 수술하기 전의 운동 범위로 완전히 회복되면 이후에는 앞서 설명한 수동적 운동을 시행할 때, 수술한 어깨에 힘을 주며 능동적 운동을 시행하면 된다.

3) 근력 운동 ☆수술 후 3개월 뒤부터 시행한다

① 내회전 운동(안쪽으로 돌리기)

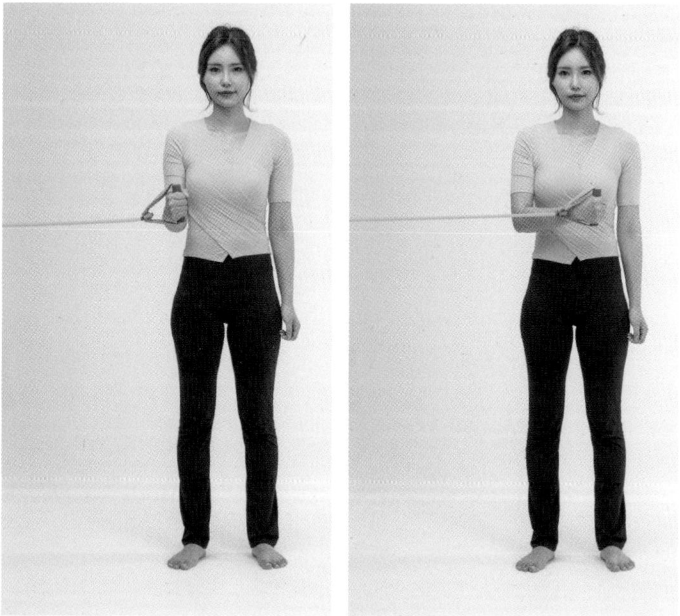

1. 고무줄의 길이가 30~50㎝ 정도 되게 하고, 허리 높이로 문에 단단히 묶어 고정한다.

2. 수술한 어깨의 팔꿈치가 직각인 상태에서 고무줄을 잡고 겨드랑이에 작은 수건을 낀다.
3. 고무줄을 배 쪽으로 서서히 당긴다.
4. 통증이 없는 정도까지 당기고, 최대 위치에서 5~10초간 머문 뒤 천천히 원 상태로 돌아간다.
5. 하루 10~20회, 2~3세트 반복한다.

TIP 고무줄을 바깥쪽으로 당길 때 최대 위치에서 겨드랑이에 낀 수건이 떨어지면 안 된다.

② 외회전 운동(바깥으로 돌리기)

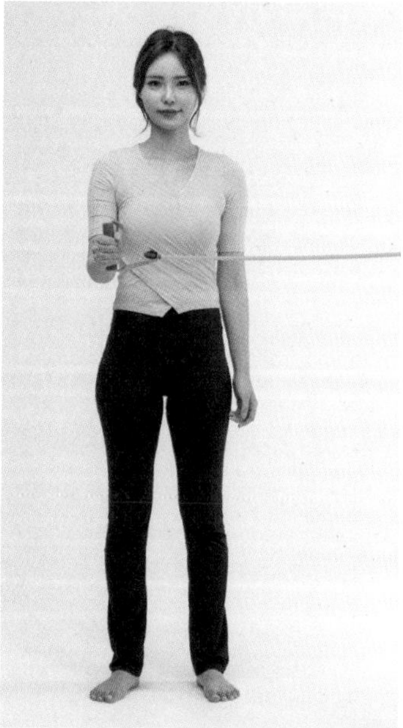
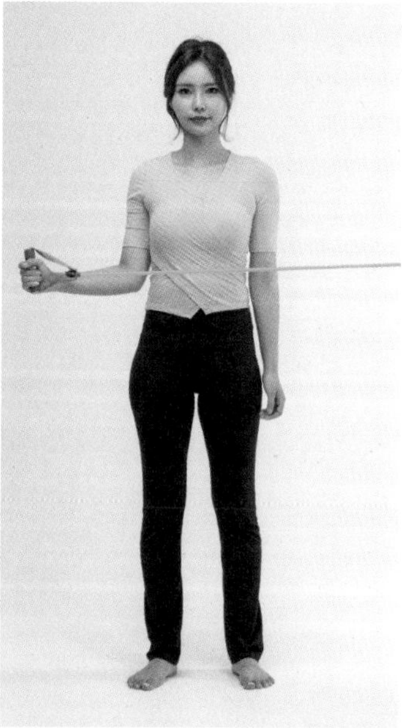

1. 내회전 운동과 반대 위치에 고무줄을 고정한다.
2. 수술한 어깨의 팔꿈치가 직각인 상태에서 고무줄을 잡고 겨드랑이에 작은 수건을 낀다.
3. 고무줄을 몸의 바깥쪽으로 서서히 당긴다.
4. 통증이 없는 정도까지 당기고, 최대 위치에서 5~10초간 머문 뒤 천천히 원 상태로 돌아간다.
5. 하루 10~20회, 2~3세트 반복한다.

TIP 고무줄을 바깥쪽으로 당길 때 최대 위치에서 겨드랑이에 낀 수건이 떨어지면 안 된다.

③ 전방 굴곡 운동(앞으로 올리기)

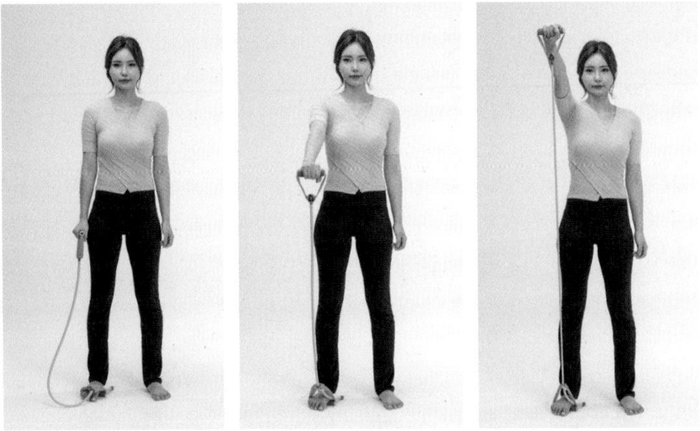

1. 고무줄 끝을 발로 밟아 고정한다.
2. 고무줄의 반대쪽 끝을 잡고 엄지가 위로 향하게 하여 만세를 하듯 아픈 팔을 60~90도 정도 들어 올린다.

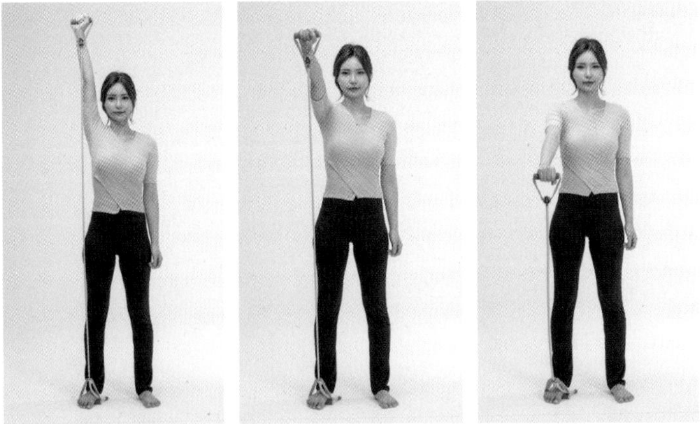

3. 통증이 없는 정도까지 들어 올려 5~10초간 유지한 뒤 천천히 원상태로 돌아간다.
4. 하루 10~20회, 2~3세트 반복한다.

옆에서 본 모습

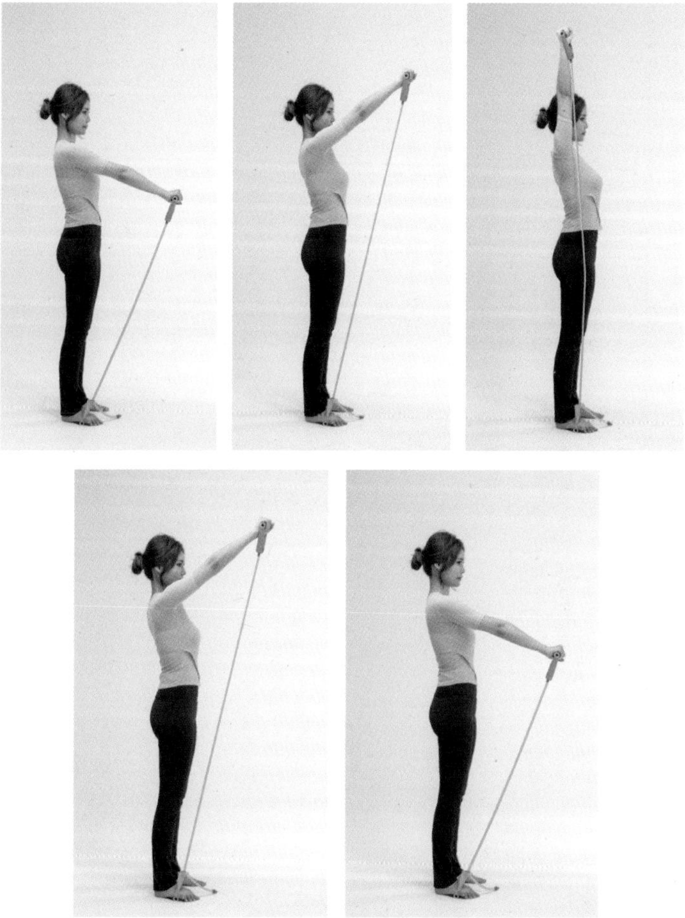

④ 외전 운동(옆으로 벌리기)

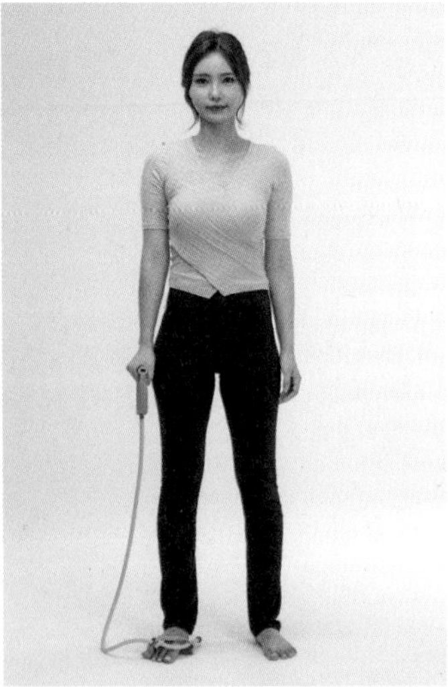

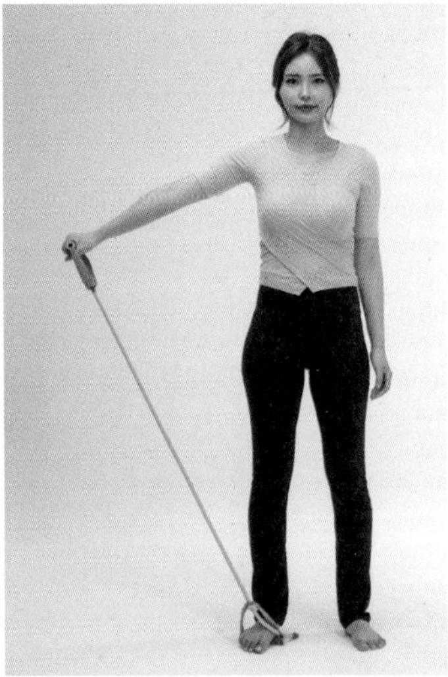

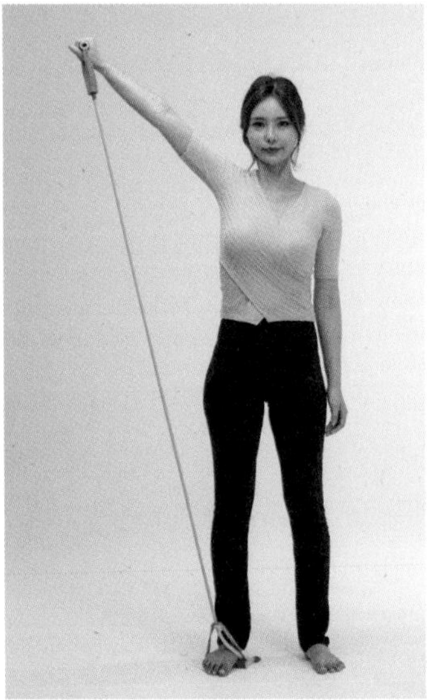

1. 고무줄 끝을 발로 밟아 고정한다.
2. 고무줄의 반대쪽 끝을 잡고 아픈 팔을 옆으로 올린다.
3. 통증이 없는 정도까지 들어 올려 5~10 초간 유지한 뒤 천천히 원상태로 돌아간다.
4. 하루 10~20회, 2~3세트 반복한다.